本书作者皆出身于具有百余年行医历史的中医世家——汤氏中医世家。汤氏中医世家的行医轨迹已载入哈尔滨建制百余年来第一部官修的“中医世家实录”《中医世家——哈尔滨市民间中医》一书。汤氏中医历经百余年的发展和沿革，伴随着中医药学的不断发展，在传承中不断创新和学习。作者在中医学临床、研究和学习的岗位上，总结实践经验，感悟行医之道，体会到中医药学的博大精深和神奇精妙，立志为中医药发展做出自己的贡献，故编写本书，希望可以为中医药学习者带来一些便捷。

新编归类方剂歌诀括解

汤铁强　汤澜　汤咏　汤中正　编著

黑龙江科学技术出版社

图书在版编目（CIP）数据

新编归类方剂歌诀括解 / 汤铁强等编著. -- 哈尔滨:
黑龙江科学技术出版社, 2022.3（2023.7 重印）
ISBN 978-7-5719-1251-2

Ⅰ. ①新… Ⅱ. ①汤… Ⅲ. ①方歌－汇编 Ⅳ.
① R289.4

中国版本图书馆 CIP 数据核字(2021)第 266318 号

新编归类方剂歌诀括解
XINBIAN GUILEI FANGJI GEJUE KUOJIE
汤铁强 汤澜 汤咏 汤中正 编著

责任编辑 焦 琰
封面设计 孔 璐
出　　版 黑龙江科学技术出版社
地址：哈尔滨市南岗区公安街 70-2 号 邮编：150007
电话：（0451）53642106 传真：（0451）53642143
网址：www.lkcbs.cn
发　　行 全国新华书店
印　　刷 运河（唐山）印务有限公司
开　　本 880 mm×1230 mm 1/32
印　　张 7.25
字　　数 300 千字
版　　次 2022 年 3 月第 1 版
印　　次 2023 年 7 月第 2 次印刷
书　　号 ISBN 978-7-5719-1251-2
定　　价 49.90 元

前言

很多学来不易的宝贵知识，如医学等工具知识，是永远不能遗忘的，但实际上这类知识却很容易忘掉。

学习的经验显示，通过歌谣、歌诀的形式学到东西是不易忘记的，比如从小学来的儿歌、诗词，绝大部分到老也不会忘。听到老中医们时常脱口而出一套一套的歌诀，真是令人赞佩。明代龚廷贤的《药性歌括四百味》、清代汪昂的《汤头歌决》以及清代吴谦的《医宗金鉴》等医学著作，就是歌诀的形式，对中医药学传承发展起到了不可磨灭的贡献。

多年的学习、临床和应试经验让我们体会到，将比较常用的二百个左右的方剂全面地熟练记忆和运用并不是容易的事，但歌诀的学习方式能够达到。

我们编撰的这本《新编归类方剂歌诀括解》选入了 200 首左右在治法上有代表性、临床上有常用性和疗效有确定性的方剂进行编歌。最大的特点是，每个方歌虽是七言四句，却能使方中药味以主、辅、佐、使的顺序出现，并含有明确的功效、主治、方义及组方特点。这样专门以药味的主、辅、佐、使顺序编歌，编写的过程虽然是困难的，但却给学习、临床应用以及应试带来了方便。

每个歌诀后都包括了方解，内容有组成药味、用量（米制“克”）、用法、功效、主治以及组方特点等。中成药则以原方用量折算成“克”表示。用法以近代用法为主，原方的剂型与服用方法以括号附注。主治以叙述原方为主，也包括了近代成熟的经验。书中关于穿山甲、鳖甲的方剂鉴于为经典方剂，特做保留。需说明其为原始组方药味，现为国家保护动物，应用性味近同他药代替。

《新编归类方剂歌诀括解》是参照了现行中医药院校教材以及药典、文献内容编写的，并经多次校验，知识内容准确。书前有目录，书后附有方剂名称索引，以方便查找。

总之，我们编撰《新编归类方剂歌诀括解》一书，是为了方便读者记忆、掌握和运用较为规范的方剂知识。希望能对中医药学习者有所帮助，为中医药传承发展贡献一份力量。

目录

总论歌

中医学体系

中医学体完整读　临床学科四基础
理法方药工具足　理出法定方药组

理、法、方、药，是对中医学完整体系的高度概括，也是中医临床的四个基础学科，也称为临床诊治疾病的四个主要工具。四门学科的关系，是依辨证施治等中医基础理论为指导而制定出的治疗大法（通称“八法”），依法确立方案（名称为方剂），即“方从法立，以法统方”，再依法、方组织用药。

方剂

方从法立药组成　　配伍运用学研明
早出《内经》基奠定　后丰临用摘要行

方剂，是根据辨证施治等中医基础理论制定的治疗大法，从而确立的治疗方案，再组合配伍药物，并有不同剂型的可实用于临床治疗的主要工具之一，即方剂是由药物组成的，运用于临床治疗疾病的不同剂型。

方剂学是阐明和研究方剂配伍规律及临床运用的一门学科，是理、法、方、药中的一个重要组成部分，是临床各科的基础学科之一，是以中药材知识为基础，在中医基本理论指导下组成应用的。因此，在掌握中药学和中医基本理论的基础上，才能学好方剂学。

现存医学文献中最早记载方剂的是春秋战国时期我国第一本医书《黄帝内经》（本书简称《内经》），记载有13首（包括单方和复方），并总结辨证、立法、处方、配伍、宜忌等相关理论，为方剂学发展奠定了理论基础，后来历代方剂的发展内容极为丰富。现代教材着重临床常用和有代表性的方剂，也是方剂中最基础的部分，摘要选用。因此，熟练掌握这些方剂的配伍规律与临床应用，是学好临床各科的基本功之一。

治疗大法

治疗大法概汗吐　　下和温清消补出
一法之中八法备　钟龄《心悟》用不孤

方从法立，方剂即代表治法。中医治法内容是很丰富的，可概括为汗、吐、下、和、温、清、消、补八法，也就是常说的“治疗大法”。“八法”往往要根据复杂的病情结合运用才能顾及全面。即如程钟龄《医学心悟》所说“一法之中，八法备焉，八法之中，百法备焉”，要灵活运用，而不能孤立对待。

方剂分类

最早分类《内经》出　大小缓急奇偶复
《集解》《心悟》成《便读》　现教章节有纲目

方剂分类，最早见于《内经》，主要以病情轻重、部位上下、病势缓急、药味奇偶为依据，分为大、小、缓、急、奇、偶、复七类。大方，就是药味多或药味少而药量大，以治邪气方盛，必须重剂治疗，或下焦病，量重而须频服的方剂；小方，是药味少或药味多而量小，用治病邪较轻，小剂量治疗，或上焦病，或量须重而需分次频服的方剂；缓方，是药性缓和，用于一般的慢性虚证，需要长期服用，使疾病渐渐痊愈的方剂；急方，是指药性猛烈峻急，而用于病势危急，必须快速治疗，急于有效的方剂；奇方，是指单味药或组合为单数的方剂；偶方，是指两味药或组合为双数的方剂；复方，是指两个方或数个方合用而治疗复杂之病的方剂。经过历代临床研用，方剂的分类越来越具体规范，到了清代，张秉成的《成方便读》，在程钟龄《医学心悟》"八法"分类的内容上，以汪昂的《医方集解》分类法为依据，加以进一步阐述。学者可阅读其著作。

总之，历代方剂分类，以病、以证、以因、以科、以脏腑、以治法，亦有以综合各种者，或繁或简，各有其义。但以治法分类者多，不但切合临床应用，也能体现"方从法立"的关系。所以，现代教材多结合临床广泛应用的大法，一般分为解表、清热、泻下、涌吐、温里、祛湿、消导、理气、理血、治风、治燥、治痰、安神、开窍、补虚、固涩、和解、驱虫等十八类，并述"八法"于内，大章又分诸小节，做到有纲有目、多而不杂、详而有要，便于学习、掌握，灵活地运用于临床。

方剂组成

主辅佐使为原则　药味量型可灵活
四逆汤姜变通脉　小承变四厚名夺

方剂的组成，是指根据病情的需要，在辨证立法的基础上，按一定的组织原则选择适当的药物，而不是简单地堆砌，也不是单纯地将药物和药效相加。前人按“君、臣、佐、使”为组方原则，后称“主、辅、佐、使”或“主、辅、佐、引”。早在《黄帝内经》就已经提出，《黄帝内经·素问·至真要大论》认为“主病之谓君，佐君之谓臣，应臣之谓使”。

主药：亦称“君药”，是针对病因或主证而起主要治疗作用的药物。

辅药：亦称“臣药”，是协助主药以加强治疗作用的药物。

佐药：一是治疗兼证或次要证候的药物；二是制约主药的毒、剧（峻烈）之性，即“因主药之偏而监治之用”；三是作反佐，用于因病势拒药，须加以从治者，即“因病气之甚而为从治之用”。

使药：亦称“引药”及引经药，或调和药性的药物。

元代李东垣说“主病之谓君，兼见何病，则以佐使药分别之，此制方之要也”，指出了主病、兼病的配伍方法。

主、辅、佐、使，主要是根据药物在方中所起作用的主次、药量的多寡、药力的大小来区分的。李东垣《脾胃论》中说：“君药分量最多，臣药次之，佐药又次之，不可令臣过于君，君臣有序，相与宣摄，则可以御邪除病矣。”《黄帝内经·素问·至真要大论》虽有“君一臣二，制之小也；君一臣三佐五，制之中也；君一臣三佐九，制之大也”和“君一臣二，奇之制也；君二臣四，偶之制也”的记载，但并非是呆板的规定，在临床上还要根据辨证立法的需要而定，这样才能适合病情，更好地发挥疗效。一般是主药少而辅药较多。

每个方剂，主药是必不可少的。在简单的方剂中，辅、佐、使药则不一定具存，有些方剂中的主药或辅药本身就兼有佐药或使药的作用。也有一些方剂由于组成比较庞杂，则按药物的不同作用，或以主、次要部分来区别，而不分主、辅、佐、使。

方剂固然有一定的组成原则，但在临床应用时，也要根据病情缓急，以及病人体质、年龄等具体情况，在药味、药量、剂型上予以灵活运用。这样才能充分体现方剂在理、法、方、药中具体的运用特点，才能在临床上应对复杂的病情。以下举两例：①四逆汤：生附子 1 枚、干姜 45 克、炙甘草 60 克，功效为回阳逐寒，用于阳虚阴寒之证。如果把干姜的用量变成 90 克，则功效变为回阳通脉，用于阳虚阴盛之脉微欲绝之证，故名通脉四逆汤。②小承气汤：大黄 120 克、枳实 3 枚、厚朴 60 克，功效为轻下热结，用于阳明腑证，热结秘而未燥实者。但如果四倍厚朴，即二倍于大黄，则功效变为行气通便，用于气滞、腹胀、便秘，以厚朴为主，故名厚朴三物汤。命名不加“承气”字样，犹可见承气之名之用不在枳实、厚朴，而在大黄。

剂型歌

汤浆膏冲　散丸丹片

酒茶露针　灸锭条线

剂型，是指中医历代医家根据临床上使用中草药治疗各种疾病的不同需要，将药物制成一定大小和不同形状、形态的制剂。《黄帝内经》收载的13首方剂中，即有汤、膏、散、丸、酒等剂型，后经不断发展，种类非常丰富。现代中医药科研证实，实用的剂型是符合科学道理的。剂型发展到现代，已经制成了片剂、针剂、冲剂、糖浆、浸膏、流浸膏以及橡皮膏等各种新剂型。现将中药常用剂型简要归纳如下：①汤剂，就是把药物混合，加适量水煎煮后去渣取汁的剂型。特点："汤者，荡也，去大病用之"。②浆剂，多指糖浆，即含有药物或不含药物（单糖浆）的蔗糖饱和水溶液。特点：适用于儿童服用。③膏剂，是药物用水或植物油煎熬浓缩而成的剂型，分内服和外用，也包括膏药（软膏和硬膏）。特点：半固体，药效少缓，外用黏附、保湿。④冲剂，即冲服剂，是用药物的浓缩膏与适量的辅料（淀粉、糊精、糖粉）混合制成的颗粒状散剂。特点：精细，易溶解吸收，较速效。⑤散剂，是将药物（多为配伍）碾研成均匀和干燥的粉末，有内服也有外用。特点："散者，散之，去急病用之"《用药法象》（李东垣），即易吸收、效较快。⑥丸剂，是将散剂以蜜、水或米糊、面糊、酒、醋、药汁等为赋形剂制成的固体剂型。特点："丸者，缓也，不能速去之，其用药之舒缓而治之也"《用药法象》（李东垣）。⑦丹剂，多指用含汞、硫磺等矿物，经过加热升华而成的新物（化合制剂），有散、丸、液体等不同形态。特点：剂量小、作用大、多贵重、功效特殊。故后来把不含汞等毒性的具有以上特点的内服药亦名之。⑧片剂，是一种或多种药物经加工或提炼，与辅料混合后，用模型压制成圆片状的剂型。特点：用量准确、体积小，可以吞服以及过胃在肠道内消化吸收，而且成本低、效率高、易于贮存。⑨酒剂，古称“醪醴”，后称药酒。是以酒为溶媒，浸出药材中的有效成分，所得的澄澈透明的液体，内服或外用，多用于稀少名贵药材以它剂应用不能充分获得有效成分，或用以挥发、活血等。特点：提纯、温散、药效迅速，仍是现代药业主要的提纯方法。⑩ 茶剂，是药物粗粉与黏合剂混合而成的固体物，可用沸水或温水浸泡代茶饮汁的药剂。块状或袋装。特点：方便频服。⑪ 露剂，亦称“药露”，多是将含有挥发性成分的药物放在水中加热蒸馏所收集的蒸馏液。特点：气味清淡、清洁无色、方便口服。⑫ 针剂，也称注射剂，是将药物经过提取、精制、配制等步骤而制成的灭菌溶液（可以为粉剂水溶），供皮下、肌肉、静脉注射等使用的一种制剂。特点：计量准确、作用迅速、给药方便、不受消化液和食物影响，能直接进入人体组织。⑬ 灸剂，是将艾叶捣碎如绒状，捻成一定大小形状后，置于体表的某些腧穴或部位，点燃熏灼，发生温热或灼痛感觉，以达到预防或治疗目的的一种外用制剂。特点：预防保健、温通经脉。⑭ 锭剂（包括饼剂），是将药物研为粉末，单独或与赋形剂混合而制成不同形状的一种固体制剂。有内服或外用，研末或磨汁服。特点：贮存、应用方便。⑮ 条剂，又称“纸捻”，是将桑皮纸沾上药后，捻成细条状，或将桑皮纸捻成条状后沾上药而成的制剂。特点：可插入疮口，化腐拔管。⑯ 线剂，是将丝线或棉线浸泡于药液中，并与药液同煮，经干燥而得的一种外用制剂。特点：便于结扎瘘管或赘肉，助使自行萎缩脱落。

煎法歌

银上瓷次不铜铁　水流泉劳泔酒洁
浸透再煎先后写　先武后文另燉别

煎法，就是煎药的方法。汤剂是临床常用的剂型，必须重视。正如明代医家缪希雍说“观夫茶味之美恶，饭味之甘饴，皆系于水火烹饪之得失，即可推矣”，又徐灵胎《医学源流论》说“煎药之法，最宜深讲，药之效不效，全在此乎”。

煎药的用具，传统认为“银为上，瓷者次之”，不主张用铜、铁等重金属。煎药用水有长流水（流水不腐）、泉水、劳水（甘澜水）、米泔水、酒水等，总以洁净为原则。煎药方法，是煎药前将药放入所用容器中，加冷水浸过药面，使药物充分浸透湿润后再开始煎煮。有些质地重的药物需要打碎先下锅煎煮（约十分钟），有些质地轻（欲借其挥发油之效）的药物需要在诸药即将煎好时后下煎煮（四、五分钟），以及易浑浊、刺激咽喉、需要包煎者都应该在处方中写明。在煎药的火候上，有武火（急火）与文火（慢火）之用，前人言：“急火取其生而疏荡，久煎取其熟而停留。”一般是先武后文，《本草纲目》说：“先武后文，如法服之，未有不效者。”还有另燉、另煎，是为了尽量保存某些贵重药的有效成分，以免同煎被其他药吸收。别的还有烊化（溶化黏性大的药物）、焗服（泡服含挥发油、易出味的）、冲服（散、丹、小丸、自然汁）等方法。

服法歌

上后下先是一般　刺激胃肠饭食间
日剂顿服或二三　温冷峻毒如粟先

服法，包括时间和方法是否合法，对方剂的疗效有一定影响。在时间上，一般以饭前饭后为标，前人认为“病在胸膈以上者，先食而后服药，病在心腹以下者，先服药而后食”，也就是说，病在上焦，食后服，可以使药力停留于上焦较久；病在下焦，食前服，可以使药力迅速起效。对胃肠（及眼部黏膜）有刺激性的药物，在饭食之间服用（裹饭服）。在方法上，一般是一日一剂（特殊情况亦可一日两剂或数剂），药液分为二服或三服，病情紧急者则可一次顿服。汤剂一般多温服，热证则宜冷服。但《黄帝内经·素问·五常政大论》“治寒以热，凉而行之，治热以寒，温而行之”，是说有时寒热错杂，阴阳格拒，可出现服药后呕吐的情况，如真寒假热，应用热药反而出现呕吐，即为阴阳格拒（强对流而激发），则宜热药凉服；如真热假寒，治真热用寒药反而出现呕吐，则宜温服而（缓慢）行之。这称为服药反佐法。

用峻烈或毒性药物，先进小量，后逐渐加量，有效为止，慎勿过量中毒。《神农本草经》序言有：“若用毒药疗病，先起如黍粟，病去即止，不去倍之，不去十之，取去为度。”

总之，在临症治疗中，要根据病情需要和药物性能来决定不同的服用方法。

一、解表剂

根据《黄帝内经·素问·阴阳应象大论》“其在皮者，汗而发之”“因其轻而扬之”的原则立法，用解表药为主组成，具有发汗、解肌、透疹等作用，用于解除表证的方剂，统称为解表剂。其属“八法”中的“汗法”。

（一）辛温解表

001 麻黄汤（《伤寒论》）

麻黄汤中用桂枝　杏仁甘草四般施
恶寒无汗脉浮紧　发散宣平太阳实

麻黄 9 克 桂枝 6 克 杏仁 9 克 炙甘草 3 克（水煎服）

方中以麻黄为主药，发汗解表以散风寒，宣利肺气以平喘止咳；以桂枝为辅药，发汗解肌，温经散寒，既助麻黄发汗解表，又除肢体疼痛；杏仁为佐药，宣畅肺气，助麻黄平喘；炙甘草为使药，调和诸药。四药配伍，共奏发汗散寒、宣肺平喘之功效。主治外感风寒表实证，症见恶寒发热、头痛身疼、无汗而喘、舌苔薄白、脉浮紧。

002　桂枝汤（《伤寒论》）

桂枝汤治太阳风　芍药姜枣甘草同
恶风汗出脉浮缓　解肌发表调卫营

桂枝 9 克　芍药 9 克　生姜 9 克　大枣 4 枚　炙甘草 6 克（水煎服）

方中以桂枝为主药，散风寒以解肌表；芍药为辅药，敛阴和营，使桂枝辛散而不致伤阴，二药同用，一散一收，调和营卫，使表邪得解、里气以和；以生姜助桂枝以散表邪，大枣助芍药以和营卫，共为佐药；炙甘草为使药，调和诸药。诸药配伍，共奏解肌发表、调和营卫之功效。主治外感风寒表虚证，症见发热头痛、汗出恶风，或鼻鸣干呕、舌苔薄白、脉浮缓。

003　九味羌活汤（《此事难知》）

九味羌活苍防风　细辛白芷与川芎
黄芩生地同甘草　发汗祛湿里热清

羌活 6 克　苍术 6 克　防风 6 克　细辛 2 克　白芷 3 克　川芎 3 克　黄芩 3 克　生地黄 3 克　甘草 3 克（水煎服）

方中羌活发散风寒，祛风胜湿，宣痹止痛，为主药；防风、苍术助羌活散寒、胜湿、止痛，共为辅药；细辛、川芎、白芷散寒祛风，并能行气活血，宣痹以止头身痛，生地黄、黄芩清泄里热，并防诸辛温香燥之药伤津，五药均为佐药；甘草调和诸药以为使。九味药配伍，共成发汗祛湿、兼清里热之剂。

004 小青龙汤（《伤寒论》）

小青龙汤麻桂芍　姜细五半甘草调
不渴无汗呕喘肿　发表温肺化饮疗

麻黄 9 克　桂枝 9 克　芍药 9 克　干姜 9 克　细辛 2 克　五味子 9 克　半夏 9 克　炙甘草 9 克（水煎服）

方中麻黄、桂枝发汗解表，宣肺平喘；芍药配桂枝以调和营卫；干姜、细辛内用温肺化饮，外以辛散风寒；五味子温敛肺气以止咳，并防肺气耗散；半夏燥湿化痰，蠲饮降浊；炙甘草调和诸药，并配芍药酸甘化阴，缓和麻黄、桂枝辛散太过。药虽八味，配伍严谨，共成解表散寒、温肺化饮之剂。主治外感风寒，内停水饮证，症见恶寒发热不渴、无汗、胸痞、干呕、咳喘、浮肿、身体疼重、脉浮等。

005　香苏散（《太平惠民和剂局方》）

香苏散主苏叶当　香附陈皮甘草方
形寒无汗胸脘满　疏散理气和中乡

紫苏叶 120 克　香附 120 克　陈皮 60 克　炙甘草 30 克（为末每服 5 克）

方中苏叶辛温芳香，疏散风寒，兼以理气和中，为主药；香附疏解肝胃气滞，为辅药；陈皮协助主、辅以理气化滞，为佐药；炙甘草调和诸药，为使药。各药合用，共奏疏散风寒、理气和中之功。主治外感风寒内有气滞之证，症见形寒身热、头痛无汗、胸脘痞闷、不思饮食、舌苔薄白、脉浮等。

006　香薷散（饮）（《太平惠民和剂局方》）

三物香薷朴豆煎　乘凉饮冷暑月天
外寒内湿即可用　新加银翘治暑炎

原方: 香薷 480 克　厚朴 240 克　白扁豆 240 克(或入酒为使）

本方就是后世通称的“三物香薷饮”。香薷辛温芳香，解表散寒，兼能祛暑化湿，为主药；厚朴辛苦温，行气宽中，化湿滞，为辅药；白扁豆甘平，健脾和中，兼能利湿消暑，为佐药；

或入酒能温行血脉，有利于散寒，为使药。香薷本有化湿之性，今得厚朴、白扁豆为伍，不但能解表散寒，且能加强化湿和中之力。此方配伍恰当，共成散寒解表、化湿和中之剂。主治暑月乘凉饮冷，感受寒湿，内伤于湿证，症见恶寒发热、头重头痛、无汗、胸闷，或四肢倦怠、腹痛吐泻、舌苔白腻、脉浮等。

《温病条辨》有“新加香薷饮”，即香薷饮加银花、连翘而成。功效为祛暑清热，化湿和中。主治暑热炽盛证，症见发热，微恶寒，无汗，头痛，心烦面赤，口渴，舌质红、苔薄白，脉浮洪等。

007　葱豉汤（《肘后备急方》）

葱豉汤源《肘后方》　一握一升共煎尝
解表散寒不燥烈　风寒轻证颇为良

葱白（连须一握）5 条　淡豆豉（一升）30 克

葱豉汤来源《肘后备急方》。葱白辛温，舒畅肌表以散风寒，为主药；淡豆豉辛甘，宣散解表，为辅药。二药配伍，共奏解表散寒之效。药性平和，虽辛温而不燥，虽发散而不烈，且无过汗伤津之弊。主治外感风寒轻证，症见微恶风寒，或见微热、头痛、无汗、鼻塞流涕、喷嚏、舌苔薄白、脉浮等。

（二）辛凉解表

008　桑菊饮（《温病条辨》）

桑菊饮辅杏梗荷　连翘清透芦止渴
草且伍桔并利咽　疏散风热又止咳

桑叶 8 克　菊花 6 克　杏仁 6 克　桔梗 6 克　薄荷 3 克　连翘 3 克　芦根 6 克　甘草 3 克

方中以桑叶、菊花甘凉轻清，疏散上焦风热，且桑叶走肺络，善清肺热而止咳，同为主药；薄荷助主药疏散上焦风热，杏仁、桔梗宣肺止咳，三药同为辅药；连翘味苦辛、性寒，而质轻清热透表，芦根味甘性寒，清热生津又止渴，共为佐药；甘草为使药，调和诸药，又与桔梗配合利咽喉。诸药配伍，共奏疏散风热、宣肺止咳之功效，则表证得解，咳嗽得止，主治太阴风温、咳嗽、身不甚热、微渴。

009　银翘散（《温病条辨》）

银翘散主上焦医　辅以芥穗薄荷豉
牛桔甘竹苇根佐　风温初感宜用此

金银花 30 克　连翘 30 克　荆芥穗 12 克　薄荷 18 克　淡豆豉 15 克　牛蒡子 18 克　桔梗 18 克　淡竹叶 12 克　芦根（煎汤）甘草 15 克

方中金银花、连翘共为主药，清热解毒，轻宣透表；荆芥穗、薄荷、淡豆豉共为辅药，辛散表邪，透热外出，其中荆芥穗虽然辛温，但温而不燥，且温性被金银花、连翘、淡竹叶所制，故只增强辛散解表之功；牛蒡子、桔梗、甘草合用，能解毒利咽散结，宣肺祛痰；淡竹叶、芦根甘凉轻清，清热生津止渴，五药共为佐药；甘草调和诸药，为使。清热解毒与辛散表邪配伍，共奏疏散风热、清热解毒之功效。主治温病初起（邪在卫分，邪正相争）证，症见发热、微恶风寒，无汗或有汗不畅，头痛、口渴、咳嗽、咽痛，舌尖红、苔薄白或薄黄，脉浮数。

010　麻黄杏仁甘草石膏汤（《伤寒论》）

麻杏石甘法辛凉　四药组合有专长
麻石相配清宣剂　肺热炎炎喘汗尝

麻黄6克　石膏24克　杏仁9克　炙甘草6克

方中石膏味辛甘、性寒，清泄肺胃之热以保津，麻黄味辛苦、性温，宣肺解表而平喘，二药辛温与辛寒相制为用，宣肺又泄热，辛寒大于辛温，使方剂保持不失辛凉之功，二药共为主药；杏仁苦降，助麻黄止咳平喘又防宣散不降，为辅佐药；炙甘草调和诸药，为使。药仅四味不多用，但配伍严谨，即成辛凉宣泄、止咳平喘之功。主治外感风邪，表邪化热，壅遏于肺所致的外邪化热壅肺证，症见身热不解、有汗或无汗、咳逆气急，甚或鼻煽、口渴、舌苔薄白或黄、脉浮滑而数。《伤寒论》原治“汗出而喘，无大热者”。热壅于肺，肺热炽盛，热蒸则汗出；“无大热”是指肌表之热不高，亦因汗出之故。

011 柴葛解肌汤（《伤寒六书》）

柴葛解肌清里热　羌芷芩石表里得
芍草桔梗姜枣佐　甘草又使诸药和

柴胡9克　葛根9克　羌活3克　白芷3克　黄芩9克　石膏（原方）3克　芍药3克　甘草（又为使药）3克　桔梗3克　生姜（原方）3片　大枣（原方）2枚

方中柴胡、葛根共为主药，解肌退热；羌活、白芷解表宣痹，黄芩、石膏清泄里热，四药均为辅药；芍药、甘草酸甘化阴，和营泄热，桔梗宣肺利气，疏泄邪气，生姜、大枣调和营卫、和中，五药共为佐药；甘草又兼调和诸药，以为使。诸药寒热并用，但辛凉为主，共成辛凉解肌、兼清里热之功。主治感冒风寒、寒郁化热证，症见恶寒减轻、身热增盛、头痛肢楚、目痛鼻干、心烦不眠、眼眶痛、舌苔薄黄、脉浮微洪等。

012 升麻葛根汤（《小儿药证直诀·阎氏小儿方论》）

阎氏升麻葛根汤　佐使赤芍甘草详
麻疹未发发未透　解肌透疹解毒良

升麻3克　葛根9克　赤芍4克　炙甘草3克

方中升麻解肌透疹而解毒，葛根解肌透疹并生津，二药相配，既能增强辛凉解肌之功，又能加强透疹解毒之力，共为主药；赤芍清热凉血又活血，能清解血络热毒，为佐药；炙甘草调和诸药，为使。四药配伍，共奏辛凉解肌、透疹解毒之功效。主治麻疹未发，或发而未透之证，症见发热恶风、头痛、肢体痛、喷嚏、咳嗽、目赤流泪、口渴、舌红苔干、脉浮数。本方剂亦治瘟疫。

（三）扶正解表

013 败毒散（又名人参败毒散）（《小儿药证直诀》）

人参败毒出《直诀》 羌独芎柴前枳桔
茯苓甘草薄荷姜 益气散风寒湿邪

人参 30 克　羌活 30 克　独活 30 克　川芎 30 克　柴胡 30 克　前胡 30 克　枳壳 30 克　桔梗 30 克　茯苓 30 克　甘草 15 克　薄荷（少许）　生姜（少许）

败毒散又名人参败毒散，出于《小儿药证直诀》。方中羌活、独活散风寒湿邪，配以川芎行血祛风，加强宣痹止痛之力，除头项强痛、肢体酸痛；柴胡、前胡、薄荷宣解表邪；枳壳、桔梗宽胸利气；前胡、枳壳、桔梗同用能宣肺祛痰；茯苓、甘草、生姜和中健脾，利湿化痰；人参补气扶正，鼓邪从汗而解。诸药相合，共奏益气解表、散风寒湿邪之功效。主治正气不足，外感风寒湿邪，症见憎寒壮热、无汗、头项强痛、肢体酸痛、胸膈痞满、鼻塞声重、咳嗽有痰、舌苔白腻、脉浮重取无力等。《医方考》："培其正气，败其邪毒，故曰败毒。"

014　麻黄附子细辛汤（《伤寒论》）

麻黄附子细辛汤　助阳解表《伤寒》方
少阴病本不发热　始得反热脉沉彰

麻黄 6 克　附子 9 克　细辛 6 克

方中麻黄辛温解表散寒，附子辛热温经助阳、鼓邪外出又防阳气随汗而泄而有亡阳之弊，二药合用，扶正祛邪；细辛既能助麻黄解表，又能助附子温经散寒。三药同用，散中有补，散表寒而护里阳，共成助阳解表之功效。主治少阴病，始得之，反发热，脉沉者（少阴病本为阳气虚寒证，不发热，如初起而反发热，可知兼有表证。但表证脉应浮，而今反沉，是知病在少阴，即阳虚外感之证。）

015　加减葳蕤汤（《重订通俗伤寒论》）

加减葳蕤是玉竹　生葱豆豉薄荷辅
白薇桔梗甘草枣　滋阴解表风热除

葳蕤（玉竹）9克　葱白3条　淡豆豉12克　薄荷5克　白薇3克　桔梗5克　炙甘草2克　大枣2枚

方中以葳蕤为主药，滋阴润燥；以葱白、淡豆豉、薄荷为辅药，疏散外邪；白薇清热和阴，桔梗宣肺止咳祛痰，共为佐药；甘草、大枣为使药，甘润增液助玉竹，并调和诸药。诸药配伍，发汗而不伤阴，滋阴而不留邪，共奏滋阴解表之功效。主治阴虚外感风热证，症见头痛身热、微恶风寒、咳嗽咽干、痰稠难咯、无汗或有汗不多、口渴心烦、舌赤脉数等。

二、清热剂

根据《黄帝内经·素问·至真要大论》“热者寒之，温者清之”的原则立法，以清热药为主组成，具有清热泻火、凉血解毒等作用，用以治疗里热证的方剂，统称清热剂。其属于“八法”中的“清法”。

（一）清气分热

016　白虎汤（《伤寒论》）

白虎汤用石膏煨　知母甘草粳米备
阳明壮热汗烦渴　清热生津气热退

石膏30克　知母9克　炙甘草3克　粳米9克

方中石膏辛甘大寒，清泄肺胃而除烦热，为主药；知母苦寒，助石膏清泄肺胃之热，质润，滋阴润燥，为辅药；石膏、知母配用，清热除烦之力更强；甘草、粳米益胃护津，使大寒之剂而无损伤脾胃之虑，共为使药。诸药合用，共奏清热生津之功效。主治阳明经热盛证，症见壮热、大汗出、烦渴、口干舌燥、面赤恶热、脉洪大有力等。

017　竹叶石膏汤（《伤寒论》）

《伤寒》竹叶石膏汤　参冬半甘粳米藏
清热生津益和胃　热病余热清补凉

竹叶 9 克　石膏 30 克　人参 5 克　麦冬 18 克　制半夏 9 克　炙甘草 3 克　粳米 8 克

方中竹叶、石膏清暑热而泻胃火，共为主药；人参、麦冬益气养阴，共为辅药；制半夏降逆止呕，为佐药；炙甘草、粳米调养胃气，为使药。诸药配伍，共成清热生津、益气和胃之功效，为清补之剂。《医宗金鉴》中“以大寒之剂，易为清补之方”，是与白虎汤扼要之别。主治热病之后余热未清，气阴两伤证，症见呕逆烦渴、口干唇燥、喉干呛咳、心胸烦闷，或虚烦不得眠、舌红苔少、脉虚数；暑热证，气津耗伤者，症见身热多汗、虚羸少气、烦渴喜饮、舌红干、脉虚数等。

（二）清营凉血

018 清营汤（《温病条辨》）

清营汤治热传营　脉数舌绛辨分明
犀玄地麦丹参血　银翘连竹气亦清

犀角2克（水牛角可代50克）　玄参9克　生地黄15克　麦冬9克　金银花9克　连翘6克　黄连5克　竹叶心3克　丹参6克

清营汤是清营透气的代表方，《黄帝内经·素问·至真要大论》"热淫于内，治以咸寒，佐以甘苦"是以治宜咸寒清泄营分之热为主。古方中以犀角为主药，咸寒清解营分之热毒；热甚伤阴，故玄参、生地黄、麦冬甘寒，清热养阴，共为辅药；温邪入营，依《外感温热病篇》"入营犹可透热转气"之理论，佐药用苦寒的黄连、金银花、连翘、竹叶心清心解毒，并能透热于外，使热邪转出气分而解，体现了此方气营两清之法。此以免邪热逐步内陷，热闭心包或热盛动血之虑。丹参清热凉血，并能活血散瘀，以防血热互结，亦为佐药。诸药配合，共奏清营解毒、透热养阴之功效。主治邪热初入营分，症见身热夜甚、口渴或不渴、时有谵语、心烦不眠，或斑疹隐隐、舌绛而干、脉细数等。

019　犀角地黄汤（《备急千金要方》）

犀角地黄芍药丹　热甚动血蓄血干
斑黄阳毒皆堪治　清热凉血无弊端

犀角（水牛角可代）2 克　生地黄 30 克　芍药 12 克　牡丹皮 9 克

本方为温热之邪燔于血分而设。方中犀角为主药，清营凉血，清热解毒；生地黄为辅药，清热凉血，助犀角清血分热毒，又养阴，以防治热甚伤阴；芍药、牡丹皮共为佐使药，清热兼养阴，则血宁而无耗血之弊，凉血兼散瘀，则血止而不留瘀之端。此方药味虽少，配伍周密。主治热甚动血证，症见吐衄、便血、斑色紫黑、舌绛起刺等；蓄血发狂证，症见漱水而不欲咽，腹部满，但自言痞满，大便黑而易解者。

（三）清热解毒

020 黄连解毒汤（《外台秘要》引崔氏方）

黄连解毒汤四味　黄柏黄芩栀子备
三焦热盛烦不眠　痈肿疔毒斑也退

黄连 9 克　黄柏 6 克　黄芩 6 克　栀子 9 克

方中黄连为主药，泻心及中焦之火；黄芩泻上焦之火，黄柏泻下焦之火，栀子通泻三焦之火，导火下行，三药共为辅药。四药合用，苦寒直折火邪而成泻火解毒之功效。主治三焦热盛证，症见大热烦扰、口燥咽干、错语不眠，或吐衄发斑，以及外科痈肿疔毒、舌红苔黄、脉数有力等。

021　普济消毒饮（《东垣试效方》）

普济消毒黄连芩　蒡翘薄蚕玄兰根
马桔甘陈使升柴　清解疏散大头瘟

黄连15克　黄芩15克　牛蒡子3克　连翘3克　薄荷3克　僵蚕2克　玄参6克　板蓝根3克　马勃3克　桔梗6克　生甘草6克　陈皮6克　升麻2克　柴胡6克

方中重用黄连、黄芩为主药，清泄上焦热毒；牛蒡子、连翘、薄荷、僵蚕为辅药，疏散上焦风热；玄参、板蓝根、马勃、桔梗、生甘草清解头面热毒，利咽喉，陈皮理气通滞，共为佐药；升麻、柴胡疏散风热，并升提诸药上达头面，共为使药。诸药配伍，共奏清热解毒、疏风散热之功效。主治大头瘟（大头天行），症见恶寒发热、头面红肿焮痛、咽喉不利、舌燥口渴、舌红苔白兼黄、脉洪数有力。

022　仙方活命饮（《校注妇人良方》）

仙方活命饮金银　归赤乳没防芷陈
贝天甲刺草加酒　解毒消肿止痛神

金银花9克　当归3克　赤芍3克　乳香3克　没药3克　防风3克　白芷3克　陈皮9克　贝母3克　天花粉3克　穿山甲3克　皂角刺3克　甘草节3克　酒一大碗

方中用治痈要药金银花为主药，清热解毒、消散疮肿；当归尾、赤芍、乳香、没药活血散瘀，陈皮理气通滞，防风、白芷走营卫、疏风散结以消肿，共为辅药；贝母、天花粉、穿山甲、皂角刺、甘草节清热解毒、消肿溃坚、通络止痛，共为佐使药。加酒煎服，助活血，并能协调诸药直达病所。诸药配伍，共奏清热解毒、消肿溃坚、通络止痛的功效。主治疮疡肿毒初起，症见红肿焮痛，或身热微恶寒，苔薄白或微黄，脉数有力等。脓未成者，服之消散，脓已成者，服之外溃。

023　五味消毒饮（《医宗金鉴》）

五味消毒疗诸疔　银花野菊蒲公英
紫花地丁天葵子　酒使助药血脉行

金银花 15 克　野菊花 15 克　蒲公英 15 克　紫花地丁 15 克　紫背天葵子 6 克

方中金银花为主药，清热解毒、消散痈肿；紫花地丁、紫背天葵子、蒲公英、野菊花均为清热解毒、治疗疮疡要药，强大了主药清热解毒之力，为辅佐药；加少量酒助药势、行血脉，加强了消散之功，为使药。诸药配伍，共奏清热解毒、消散疔疮之效。主治各种疔毒、痈疖疮肿，症见局部红肿热痛、疮形如粟、坚硬根深如丁之状、舌红脉数等。

024　四妙勇安汤（《验方新编》）

四妙勇安是验方　治疗脱疽效力彰
重用银花解毒热　玄参归草共煎汤

金银花 30 克　玄参 30 克　当归 15 克　甘草 10 克

方中金银花甘寒入心，善于清热解毒，重用为主药；当归活血散瘀，玄参泻火解毒，甘草清解百毒，配金银花以加强清热解毒之力，用量亦较大，共为辅佐药。四药配伍，共奏清热解毒、活血止痛的功效。主治脱疽，症见患处黯红、微热微肿、痛甚、烦热口渴，或溃烂、脓水淋漓、舌红、脉数等。

025　犀黄丸（《外科证治全生集》）

犀黄辅麝佐乳没　米陈酒饮使血活
清热解毒化痰结　岩痃流注瘰疬核

犀黄（牛黄）1 克　麝香 5 克　乳香 15 克　没药 15 克　黄米饭 15 克

（研末为丸，陈酒送下三钱。）

方中牛黄为主药，清热解毒，豁痰散结；麝香为辅药，辛香走窜，既能活血散结，又能通经活络，牛黄得麝香，化痰散结之力更大，麝香得牛黄，辛温走窜而无助燃火毒之弊；乳香、没药为佐药，活血祛瘀，消肿定痛；黄米饭调养胃气，令诸药攻邪而不碍胃，陈酒少量，行气活血，以助药势，共为使药。诸药配伍，共奏清热解毒、化痰散结、活血祛瘀之功效。主治气火内郁，痰浊内结，日积月累，循致痰火壅滞、气血凝涩之乳癌、横痃、瘰疬、痰核、流注等。

026 清瘟败毒饮（《疫疹一得》）

清瘟败毒热皆除　犀角地黄连解毒
又合白虎去粳柏　再入梗翘玄鲜竹

清瘟败毒饮，泻火解毒、凉血救阴。主治一切火热之证，症见大热烦躁、渴饮干呕、头痛如劈、昏狂谵语，或发狂吐衄、舌绛唇焦、脉沉细数或浮大数等。其组成即是：犀角地黄汤合黄连解毒汤合白虎汤去粳米、黄柏，再入桔梗、连翘、玄参、鲜竹叶。即：水牛角丝、小生地、赤芍、丹皮；黄连、黄芩、栀子；石膏、知母、甘草；桔梗，连翘，玄参，鲜竹叶。）

（四）清脏腑热

027 龙胆泻肝丸（肝胆）（《中国医学大辞典》李东垣方）

龙胆泻肝芩栀子　泽泻木通车前子
归地柴草共佐使　三焦湿热肝胆实

龙胆草（酒拌炒）6克　黄芩9克　栀子9克　泽泻12克　木通9克　车前子（炒）9克　当归尾（酒拌）3克　生地黄（酒拌炒）9克　柴胡6克　甘草6克

方中龙胆草为主药，泻肝胆实火，除下焦湿热；黄芩、栀子共为辅药，苦寒泻火，助龙胆草以清肝胆湿热；泽泻、木通、车前子协助龙胆草清热利湿，引火从小便而出，当归尾活血养血，生地黄养血益阴（肝藏血，肝有热则易伤阴血；即防“诸寒之而热者”阴伤），柴胡舒畅肝胆，甘草调中和药，七味共为佐使药。诸药配伍，泻中有补，清中有养，既能泻肝火、清湿热，又能养阴血。肝火泻，湿热清，则诸证自解，即成泻肝胆实火、清三焦湿热之功效。主治肝胆实火上炎，症见胁痛头痛、口苦目赤、耳聋耳肿等；肝经湿热下注，症见小便淋浊、阴痒阴肿、妇女带下等。下焦湿热清，则中上焦湿热下泻，三焦湿热皆可除。

028 泻青丸（肝）（《小儿药证直诀》）

泻青龙胆或龙脑　军栀归芎羌防挑
竹叶煎汤蜜砂糖　清泻导散肝火消

龙胆草或龙脑、川大黄、山栀子、当归、川芎、羌活、防风各等分为末，炼蜜为丸鸡头大，每服半丸或一丸，煎竹叶汤同砂糖，温水化下。或水煎服，用量按原方比例酌情增减。

方中龙胆草为主药，大苦大寒，直泻肝火；川大黄、山栀子助主药泻肝实火，导热下行，从二便分消，当归、川芎养血以防火热伤及肝血，共为辅药；肝火郁结，木失条达，羌活、防风辛散疏郁火，正合《黄帝内经·素问·脏气法时论》“肝欲散，急食辛以散之”之意，竹叶清热除烦，导引火热从小便而出，共为佐药；蜂蜜、砂糖调和诸药，共为使药。诸药配伍，共奏清热泻火、养肝散郁之功效。主治肝火郁结，症见目赤肿痛、烦躁易怒、不能安卧、尿赤便秘、脉洪实数等。

张山雷：“此方本是仲阳自制，而诸书引用极多，龙脑皆作龙胆草。惟周刻此本（指清代周海学重刻本）独作龙脑。按龙脑大寒，……清肝之力，胜于龙胆，药虽异而理可通，但此是树脂熬炼而成，已是精华，气味皆厚，与其他草木之质不同，故入药分两，无不轻用，即仲阳此书诸方，凡用龙脑，比较他药，不过十分之一，独此方与诸药等分。”

029　左金丸（肝）（又名回令丸）（《丹溪心法》）

左金丸子出《丹溪》　胁痛吞酸嗳气医
六份黄连一份萸　清肝降逆泻子兮

黄连 180 克　吴茱萸 30 克
（为末，水泛为丸，每服 2~3 克。）

方中重用苦寒的黄连以泻心火，此即“实则泻其子”之意，为主药；少佐辛热的吴茱萸，既能疏肝解郁，又能降逆止呕，并制黄连过于寒凉，为佐使药。二药配伍，辛开苦降，一寒一热，相反相成，共奏清泻肝火、降逆止呕的功效。主治肝经火旺，症见胁肋胀痛、呕吐吞酸、嗳气口干、舌红苔黄、脉弦数等。

030　导赤散（心）（《小儿药证直诀》）

导赤生地合木通　淡竹叶同甘草梢
清热利水导心火　烦热口疮尿痛消

生地黄、木通、甘草梢各等分为末，每服三钱，水一盏，入竹叶适量同煎至五分，食后温服。或入竹叶适量，水煎服，用量按原方比例酌情增减。

方中生地黄清热凉血养阴，木通降火利水，共为主药，二药合用，利水而不伤阴；竹叶清心利水，引热下行从小便而出，为辅药；甘草梢清热导火，通淋止痛，并能调和诸药，为佐使药。诸药配伍，而成清热利水之功效。主治心经有热，症见口渴面赤、心胸烦热、渴欲冷饮、口舌生疮，或心移热于小肠、小便短赤而涩、尿时刺痛、舌红脉数等。

方名“导赤”者，即取其引导心火（五色属赤）下行之意。

031　泻黄散（脾）（又名泻脾散）（《小儿药证直诀》）

泻黄又名泻脾散　石膏栀子防风煎
藿香悦脾振气机　甘草调和伏火迁

石膏 15 克　栀子 3 克　防风 120 克　藿香 21 克　甘草 90 克

水煎服。原方蜜酒微炒香，为细末，每用一至二钱，水一盏煎至五分，温服清汁，无时。

泻黄散又名泻脾散，脾属土五色为黄，此方有泻脾中伏火之意。方中石膏、栀子为主药，清泻脾胃积热；防风为辅药，疏散脾中伏火，脾胃郁热，则宜生发其火，正是《黄帝内经·素问·六元正纪大论》“火郁发之”之旨；藿香为佐药，芳香悦脾，理气和中，振奋恢复脾胃气机，并助防风疏散之力；甘草为使药，和中泻火，调和诸药，可使方药泻脾而不伤脾。诸药配伍，共奏泻脾胃伏火之功效。主治脾胃伏火，症见口疮口臭、口燥唇干、烦渴易饥、舌红脉数，以及脾热弄舌等。

032 清胃散（胃）（《兰室秘藏》）

清胃散中主黄连　直折胃火不上炎
生地丹皮合当归　升麻清胃引经贤

黄连5克（夏月倍之）　生地黄（酒制）12克　牡丹皮6克　当归身6克　升麻6克

方中以黄连为主药，苦寒直折胃火；生地黄、牡丹皮为辅药，凉血清热，以对胃为多气多血之腑，胃热可导致血热循经之证；当归养血活血助消肿止痛，升麻散火解毒兼为阳明经引经药，共为佐药。诸药配伍，共奏清胃火、凉血热之功效。主治胃有积热、火气上攻、邪正俱实之证，症见牙痛牵引头脑、面颊发热、牙齿喜冷恶热或牙龈出血，或牙龈红肿溃烂，或唇舌颊腮肿痛，口气热臭、口干舌燥、舌红苔黄、脉滑大而数等。

《医方集解》中此方含石膏，清胃更强。

033　玉女煎（胃）（《景岳全书》）

玉女石膏合熟地　知母麦冬和牛膝
胃热阴亏头牙痛　阳明有余少阴虚

石膏 15~30 克　熟地黄 9~30 克　知母 4.5 克　麦冬 6 克　牛膝 4.5 克

方中石膏为主药，清胃火之有余；熟地黄为辅药，滋阴水之不足；二药合用，是清火而又壮水之法。知母苦寒质润，助石膏清泻胃火又无苦燥伤津虑，麦冬养胃阴，协助熟地黄滋肾阴，兼顾其本，共为佐药；牛膝为使药，导热引血下行，既降上炎之火，又止上溢之血。诸药配伍，共奏清胃（火有余）滋肾（阴不足）之功效，主治阳明有余而少阴不足之证，症见头痛牙疼，齿松龈衄，烦热口渴，舌干红、苔黄而干等。

034　泻白散（肺）（又名泻肺散）（《小儿药证直诀》）

泻白又名泻肺散　桑白地骨粳米甘
肺中伏火咳气喘　日晡潮热皆可安

桑白皮 30 克　地骨皮 30 克　粳米一撮　炙甘草 3 克

泻白散又名泻肺散，肺属金，五色为白，此方为泻肺中伏火之意。方中桑白皮为主药，清泻肺热，止咳平喘；地骨皮为辅药，协助桑白皮泻肺中伏火，以恢复肺的肃降之功，并退虚热；粳米、甘草养胃和中，并护肺气，共为佐使药。诸药配伍，共奏清泻肺热、止咳平喘之功效，主治肺中伏火证，症见咳嗽，喘急，皮肤蒸热，发热日哺尤甚，舌红苔黄，脉细数等。

035　苇茎汤（肺）（《备急千金要方》）

苇茎汤方出《千金》　冬仁苡仁桃仁亲
痰热瘀血蕴成痈　清化排脓肺自新

苇茎 30 克　冬瓜仁 24 克　薏苡仁 30 克　桃仁 9 克

方中治肺痈要药苇茎为主药，清肺泄热；冬瓜仁为辅药，祛痰排脓；薏苡仁清热利湿，桃仁活血祛瘀，共为佐使药。四药配伍，共奏清肺化痰、逐瘀排脓之功效，即肺痈将成未脓者可以消散，已成脓者可以排脓。主治肺痈，症见胸中隐隐作痛、咳时尤甚、咳吐腥臭黄痰或脓血、舌红苔黄腻、脉滑数等。

036　芍药汤（大肠）（《刘河间医学六书》）

芍药芩连同大黄　甘草桂归木槟榔
后重便脓湿热痢　清解调和气血盎

芍药 15 克　黄芩 9 克　黄连 9 克　大黄 9 克　肉桂 2 克　当归 9 克　木香 5 克　槟榔 5 克　甘草（炒）5 克

方中重用芍药为主药，调和气血，缓急止痛，“治下痢腹痛后重”（《本草纲目》）；黄芩、黄连、大黄同为辅药，清热解毒，行血导滞；肉桂佐芍药和营，助大黄行血，当归养血行血，“行血则便脓自愈”（《刘河间医学六书》），木香、槟榔行气导滞，《刘河间医学六书》称“调气则后重自除”，四药同为佐药；甘草为使药，缓急止痛，调和诸药。诸药配伍，共奏清热解毒、调和气血之功效。主治湿热疫毒之邪蕴蓄肠中之湿热痢，症见腹痛里急后重、便脓血赤白相间、肛门灼热、小便短赤、苔腻微黄等。

037　葛根芩连汤（大肠）（《伤寒论》）

葛根芩连甘草汤　表证未解误下伤
邪陷阳明成热利　清里解表济此方

葛根 15 克　黄芩 9 克　黄连 9 克　甘草 3 克

方中重用葛根为主药，清热解表，又生发中阳清气；黄芩、黄连为辅药，苦寒清热燥湿；甘草为使药，和中缓急，调和诸药。诸药配伍，共奏清里解表之功效。主治外感表证未解、热邪入里，或误下邪陷阳明而成热利证，症见身热下利、胸脘烦热、口干口渴、舌红苔黄脉数等。

038　白头翁汤（大肠）（《伤寒论》）

白头翁汤热痢方　连柏秦皮四药良
苦寒解毒又凉血　俾热毒除自安祥

白头翁 15 克　黄连 6 克　黄柏 12 克　秦皮 12 克

方中白头翁为主药，清热解毒，凉血止痢；黄连、黄柏、秦皮为辅佐药，协助主药清热解毒，燥湿治痢。四苦寒药配合，共奏清热解毒、凉血止痢之功效。主治痢疾，症见腹痛里急后重、肛门灼热、泻下脓血、赤多白少、渴欲饮水、舌红苔黄、脉弦数等。《伤寒论》中提到“热利下重者，白头翁汤主之”“下利欲饮水者，以有热故也，白头翁汤主之”。此方剂所治非一般痢疾，而是热毒深陷血分之纯下血痢之证，其他所见之症亦皆里热炽盛之象，唯用寒凉使热毒清除才可愈病。

（五）清热祛暑

039　六一散（又名天水散）（《伤寒标本心法类萃》）

六一滑石同甘草　清暑利湿解烦躁
亦治膀胱湿热淋　统治表里及三焦

滑石 180 克　甘草 30 克

研末，每服 9 克，温开水调服；亦可水煎服，用量按原方（30 克为一两）比例酌减。

本方以六份滑石一份甘草为比例配伍，研为散剂服，故名六一散。方中以滑石为主药，味淡渗湿，性寒清热，重滑利窍，故能清暑热、利水湿；甘草为佐使药，既能清热和中，又能缓和滑石的寒滑之力。二药配合，而成清暑利湿之功。主治暑湿证，症见身热、心烦口渴、小便不利，或呕吐泄泻；膀胱湿热证，症见小便赤涩淋痛、砂淋；表里以及上中下三焦湿热证皆能有效。

附：益元散、碧玉散、鸡苏散

益元散：是六一散加辰砂，灯芯汤调服。主治暑病惊烦不安。

碧玉散：是六一散加青黛。主治暑病兼目赤咽痛，或口舌生疮。

鸡苏散：是六一散加薄荷。主治暑湿兼表证。

040　清络饮（《温病条辨》）

清络饮用瓜翠衣　鲜扁银花丝瓜皮
鲜荷叶边竹叶心　解暑清肺最相宜

西瓜翠衣 6 克（二钱）　鲜扁豆花 6 克（一支）　鲜金银花 6 克　丝瓜皮 6 克　鲜荷叶边 6 克　鲜竹叶心 6 克

方中西瓜翠衣为主药，清热解暑、生津利尿，有祛暑解渴之功；鲜扁豆花、鲜金银花共为辅药，解暑化湿清热；丝瓜皮清肺解暑，鲜荷叶边升清阳散暑湿、竹叶心清心利尿泄暑湿，共为佐使药。诸药配伍，共奏解暑清肺之功效。主治伤肺经气分之轻证，或暑温病经发汗后余邪未解，症见身热口渴不甚，但头目不清，昏眩微胀，舌淡红、苔薄白等。《温病条辨》:“既曰余邪，不可用重剂明矣，只以芳香轻药，清肺络中余邪足矣。”此方专清肺络中之邪，故名“清络饮”。

041 清暑益气汤（《温热经纬》）

清暑益气西翠参　荷梗石斛麦生津
连母竹叶除热烦　甘草粳米和胃阴

西瓜翠衣 30 克　西洋参 5 克　荷梗 15 克　石斛 15 克　麦冬 9 克　黄连 3 克　知母 6 克　竹叶 6 克　甘草 3 克　粳米 15 克

方中西瓜翠衣清热解暑，西洋参益气生津，共为主药；荷梗、石斛、麦冬清热解暑，养阴生津，共为辅药；黄连、知母、竹叶清热除烦，为佐药；甘草、粳米和胃益阴，为使药。诸药配伍，共奏清暑益气、养阴生津之功效。主治暑热耗伤气津，症见身热汗多、口渴心烦、体倦少气、脉虚数等。

（六）清虚热

042 青蒿鳖甲汤（《温病条辨》）

青蒿鳖甲知地丹　阴分伏热此方攀
夜热早凉无汗者　透邪出阳立法端

青蒿 6 克　鳖甲 15 克　细生地 12 克　知母 6 克　丹皮 9 克

本方立法，旨在使深伏于阴分之邪热透出阳分而解。故以青蒿芳香清热，透络出邪，鳖甲直入阴分，咸寒滋阴，共为主药；知母、细生地益阴清热，协助鳖甲滋阴退虚热，丹皮凉血透热，助青蒿透阴分伏热外出，共为佐使药。诸药配伍，共奏养阴透热之功效，主治温病后期，邪热未尽，深伏阴分，耗伤阴液之虚热证，症见夜热早凉、热退无汗、能食形瘦、舌红少苔、脉数等。

043　清骨散（《证治准绳》）

清骨散用银柴胡　胡连地骨和知母
蒿艽鳖甲甘草共　退热除蒸专清骨

银柴胡 5 克　胡黄连 3 克　地骨皮 3 克　知母 3 克　青蒿 3 克　秦艽 3 克　鳖甲（醋制）3 克　甘草 2 克

水煎服。（原方水二盅，煎八分，远食服。）

方中用银柴胡为主药，退虚热，味甘性微寒无苦泄之性免伤阴；胡黄连、地骨皮、知母消虚热而退有汗骨蒸，是清于内，青蒿、秦艽清虚热而散无汗骨蒸，乃清于外，均为辅药；治虚热常用药鳖甲为佐药，滋阴潜阳，又引药入里；甘草为使药，调和诸药。诸药配伍，共奏清虚热、退骨蒸之功效。主治肝肾阴虚、虚火内扰所致虚劳骨蒸，症见骨蒸潮热，或低热日久不退，盗汗形瘦，唇红颧赤，舌红少苔，脉细数等。

二、泻下剂

根据《黄帝内经·素问·阴阳应象大论》“其实者，散而泻之”的原则立法，以泻下药为主组成，有通导大便、排除肠胃积滞、荡涤实热、攻逐水饮寒积等作用，以治里实证的方剂，统称泻下剂。其属于“八法”中的“下法”。

（一）寒下

044　大承气汤（《伤寒论》）

大承气汤主大黄　辅硝佐以朴实当
痞满燥实为主症　峻下热结痉厥旁

大黄 12 克　芒硝 9 克　厚朴 15 克　枳实 15 克

方中大黄为主药，苦寒泻热通便，荡涤肠胃；芒硝为辅药，咸寒泻热，软坚润燥；厚朴、枳实行气散结，消痞除满，并助大黄、芒硝加速排泄积滞，共为佐使药。四药配伍，共奏峻下热结之功效。主治以“痞、满、燥、实”为主症之证。痞：自觉胸脘闭塞压重感；满：脘腹胀满，按之有抵抗感；燥：肠中粪便，既燥且坚，按之坚硬；实：肠胃有燥粪与热邪互结，而见便秘、腹痛拒按，或下利清水臭秽而腹痛拒按。①阳明腑实证（痞、满、燥、实皆备之阳明热结重证），症见腹部痞满胀痛而不恶寒反恶热（阳邪入里化热）；潮热谵语，腹部坚硬拒按，大便不通，或口干舌燥，手足濈然汗出，矢气频转（形证俱实者，是实热与积滞壅结于肠胃，灼伤津液，为阳明腑实证）；或目中不了了、睛不和、舌苔焦黄起刺或焦黑燥裂、脉沉实（是邪热炽盛，真阴欲竭）。②刚痉证（热盛津伤，筋脉失养）。③热厥证（实热积滞闭阻于内，阳盛格阴）。④热结旁流证（肠中实热积滞较甚所致），症见下利清水、色纯青，腹痛按之硬满，所下臭秽，脉实有力。

此方可峻下热结，承顺胃气下行，使塞者通，闭者畅，故名“承气”。

附：小承气汤

*** 小承大承不用硝　阳明腑证未成燥**
谵语便鞭苔黄老　轻下热结痢疠效

大黄 12 克　厚朴 6 克　枳实 12 克

水煎服（原方三味以水四升，煮取一升二合，去滓，分温二服，初服汤当更衣，不尔者，尽饮之；若更衣者，勿服之）。

小承气汤，是大承气汤去芒硝，三味同煎，枳实、厚朴减量，功效是轻下热结。主治阳明腑证（即阳明热结未成燥者），症见谵语便鞭（实）、潮热、胸腹痞满、舌苔老黄，脉滑而疾者；痢疾初期、腹中疠痛，或胀闷、里急后重者，亦可用之。

附：调胃承气汤

***调胃承气硝黄草　甘缓温和将胃保**
阳明恶热无痞满　软坚缓下斑疮好

芒硝12克　大黄12克　甘草（炙）6克

水煎服（原方三味切，以水三升，煮二物至一升，去滓，纳芒硝，更上微火一二沸，温顿服之，以调胃气）。

此方大黄与炙甘草同煎，泻下之力较缓、温和，又纳芒硝软坚，而成缓下热结之功效，主治阳明病恶热证（燥热而无痞满），症见口渴便秘、腹满拒按、舌苔正黄、脉滑数者；亦可用于胃肠积热引起的发斑、口齿喉痛及疮疡等。

045　大陷胸汤（《伤寒论》）

大陷胸汤遂大黄　泻逐荡涤共煎尝
芒硝辅佐除热结　推陈出新效力强

甘遂1.0~1.5克　大黄21克　芒硝21克

方中甘遂泄热散结、泻水逐饮，大黄泻热通便，共为主药；芒硝软坚泻热，助主药破结泻热，为辅佐药。三味药配伍，功专力宏，共奏泻热逐水破结之俊效。主治水饮与邪热互结于胸腹之结胸热实证，症见心下鞕满，或从心下至少腹鞕满而痛不可近手、大便五六日不通、日晡所有小潮热，或短气烦躁、舌上燥而渴、脉沉紧有力等。热邪互结实证，须峻下急泻其实，推陈致新。

046 大黄牡丹汤（《金匮要略》）

《金匮》大黄牡丹汤　硝桃冬仁辅佐上
泻热破瘀散结肿　肠痈初起毒速荡

大黄 18 克　牡丹皮 9 克　芒硝 9 克　桃仁 12 克　冬瓜子 30 克

方中大黄泻热破结、清热解毒，牡丹皮清热凉血，二药共同通泻瘀热为主药。芒硝软坚散结，助大黄荡涤瘀热；桃仁活血散瘀并通便；冬瓜子清热利湿、排脓散结，共为辅佐药。诸药配伍，共奏泻热破瘀、散结消肿之功效，可使湿热瘀毒迅速荡涤。主治湿热瘀结肠道之肠痈初起证，症见右少腹疼痛拒按，甚则局部有痞块，小便自调，时时发热，自汗出，复恶寒，或右足屈而不伸，脉滑数等。

047 凉膈散（《太平惠民合剂局方》）

凉膈翘栀芩薄竹　调胃承气白蜜辅
清上泻下兼通便　上中二焦热邪除

连翘 1200 克　栀子 300 克　黄芩 300 克　薄荷叶 300 克　竹叶 3 克　芒硝 600 克　大黄 600 克　甘草 600 克

共研粗末，每服 6~12 克，加竹叶，蜜少许，水煎服，亦可作汤剂煎服，用量按原方比例酌减。（原方粗末，每二钱，水一盏，入竹叶七片，蜜少许，煎至七分，去滓，食后温服；小儿可服半钱，更随岁数加减服之，得利下，住服。）

方中重用连翘清热解毒；栀子、黄芩清热泻火，薄荷、竹叶清疏心胸肺胃之热；非腑实证，不宜峻下，故以调胃承气汤——芒硝、大黄、甘草，以及白蜜，清中（中焦）缓下，以利于中焦之热邪清下，即“以下为清”之法。诸药配伍，共奏清上泄下、泻火通便之功效，主治上、中焦热邪炽盛，症见胸膈烦热口渴、面赤唇焦、口舌生疮，或咽痛吐衄、便秘溲赤；或胃热发斑，及小儿急惊、痘疮黑陷、舌边红、舌苔或黄或白、脉数等。此方使上中焦邪热速除，则胸膈清快，故名“凉膈散”。

（二）温下

048 大黄附子汤（《金匮要略》）

大黄附子汤共尊　细辛辅佐效更真
温下寒积通阳气　便秘肢厥此方亲

大黄 9 克　附子 12 克　细辛 3 克

水煎服。（原方三味，以水五升，煮取二升，分温三服。若强人煮取二升半，分温三服。服后如人行四五里，进一服。）

方中附子辛热温里散寒，大黄泻下通便，二者共为主药；细辛散寒止痛，协助附子增强散寒作用，为辅佐药。大黄苦寒泻下，得附子、细辛之热，寒性得制，存走泄之力。三药配伍，而成温里散寒、通便止痛之温下之功。主治寒实积滞所致“非温不能散其寒，非下不能去其实”之寒积实证，症见腹痛便秘、胁下偏痛、发热、手足厥逆、脉紧弦等。

附：

大黄附子汤（《金匮要略》）与麻黄附子细辛汤（《伤寒论》）区别

仲景寒邪内伏阴　往往附子配细辛
《伤寒》麻黄重温散　《金匮》大黄温下亲
《伤寒》三味同相助　附子一枚已足温
《金匮》大黄苦寒重　附子三枚方共尊

张仲景的方中，对于寒邪内伏阴分，往往以附子配伍细辛，《伤寒论》之麻黄附子细辛汤、《金匮要略》的大黄附子汤就是这样。《伤寒论》之麻黄附子细辛汤是附子、细辛配用麻黄，功用重点在于温散寒邪，使从表解；《金匮要略》的大黄附子汤是附子、细辛配用大黄，功用重点在于温下寒积，使从下泄。《伤寒论》之麻黄附子细辛汤中三味皆温，相助无制，故附子一枚已足够温性；《金匮要略》的大黄附子汤中大黄苦寒，而方意在用下，需去寒性，寒积证加去大黄寒性，故须三枚方可温下同显共主。可见医圣仲景立法、制方是十分严谨的。

049　三物备急丸（《金匮要略》）

三物备急巴豆研　干姜大黄捣不煎
寒积心腹如锥刺　口禁暴厥此当先

巴豆30克（一两）　干姜30克（一两）　大黄30克（去皮心熬外研如脂一两）

共为散，每服 0.3~1.5 克，米汤或温水送下，若口噤不开者，可用鼻饲法给药。（原方药物各须精新，先捣大黄，干姜为末，研巴豆内中，合治一千杵，用为散，蜜和丸亦佳，密器中贮之，勿令泄。用时以暖水苦酒服大豆许三四丸，或不下，捧头起，灌令下咽，须臾当差；如未差，更与三丸，当腹中鸣，即吐下便差。）

方中巴豆为主药，辛热峻下，开闭通塞；干姜为辅药，温中助巴豆祛寒；大黄为佐使药，荡涤攻下，并监制巴豆之毒。三药配伍，力猛效捷，共奏攻逐寒积之功效。主治寒实冷积证，症见猝然心腹胀痛，痛如锥刺，口噤暴厥者。

（三）润下

050　麻子仁丸（又名脾约麻仁丸）（《伤寒论》）

麻子仁丸杏仁芍　小承量减白蜜调
肠胃燥热脾约证　润肠通便乐逍遥

麻子仁 500 克　杏仁 250 克　白芍 250 克　大黄 500 克　厚朴 250 克　枳实 250 克

为末，炼蜜为丸，每服9克，每日1~2次，温开水送服。亦可水煎服，用量按原方比例酌减。

此方即是麻子仁、杏仁、白芍、小承气汤（枳实、厚朴、大黄）之厚朴、大黄量从轻，再合白蜜而成。方中麻子仁为主药，润肠通便；杏仁降气润肠助通便，白芍养阴和里，共为辅药；行气之枳实破结、厚朴除满，大黄泻下通便，共为佐药；蜂蜜润燥滑肠，为使药。诸药配伍为丸，共奏润肠通便之功效。主治肠胃燥热、脾约便秘之证（胃强脾弱，约束脾不散精布津，但输膀胱，故大便鞕、小便数者），症见胃肠燥热、大便鞕、小便数者。

此方虽含小承气汤，但在甘润之下，小承气汤攻下之力减缓，遂成润肠缓下之剂。

051　济川煎（《景岳全书》）

济川煎主苁蓉佳　归膝泽泻壳升麻
病涉虚损大便秘　不得不通温润滑

肉苁蓉6~9克　当归9~15克　牛膝6克　泽泻4克　枳壳3克　升麻1.5~3.0克

方中肉苁蓉为主药，咸温润降，补肾、润肠。当归辛甘温润，养血润肠；牛膝通下补肾壮腰，共为辅药。泽泻入肾泄浊，枳壳宽肠下气，使补而不滞；升麻升阳防陷（及欲降先升之妙），共为佐使药。诸药配伍，共奏温润通便之功效。主治肾虚肠燥便秘证，症见大便不通、小便清长、腰酸背冷者。

《景岳全书》认为“凡病涉虚损而大便闭结不通，则硝、黄攻积等剂必不可用，若势有不得不通者，宜此主之，此用通于补之剂也”。

（四）逐水

052 十枣汤（《伤寒论》）

十枣汤中遂戟花　强人伏饮效堪夸
经腑胸胁水皆逐　悬饮腹水可用它

甘遂、大戟、芫花各等分　大枣10枚

三味为末，或以胶囊贮之，以大枣10枚煎汤，调服药末1.5~3.0克，每日一次，清晨空腹服。（原方三味，等分，各别捣为散，以水一升半，先煮大枣肥者十枚，取八合去滓，内药末。强人服一钱匕，羸人服半钱，温服之，平旦服。若下后病不除者，明日更服，加半钱，得快下利后，糜粥自养。）

方中甘遂善行经隧水湿，大戟善泄脏腑水湿，芫花善消胸胁伏饮痰癖，三味皆药性峻烈，逐水饮、除积聚、消肿满之力显著。但皆毒，恐伤正气，故以大枣益气护胃，缓和药性，减少药后反应。诸药配合成方，而具攻逐水饮之功效，能攻逐经隧脏腑胸胁积水，主治悬饮，症见胁下有水，以致咳唾胸胁引痛、心下痞鞕、干呕短气、头痛目眩，或胸背掣痛不得息、舌苔滑、脉沉弦者，腹水证。

此说“强人伏饮效堪夸”，是寓有羸瘦虚人用有危险之意。

053 舟车丸（《景岳全书》刘河间方）

舟车遂戟花主者　黄丑皮香榔粉合
去菀陈莝洁净府　顺流之舟下坡车

甘遂（面裹煨）30 克　大戟（醋炒）30 克　芫花 30 克　大黄 60 克　黑丑 120 克　青皮 15 克　陈皮 15 克　木香 15 克　槟榔 15 克　轻粉 3 克

方中甘遂、大戟、芫花共为主药，攻逐脘腹经隧水；大黄、黑丑为辅药，泻下通便，与主药分消浊水；青皮破气、陈皮理气、槟榔行气利水、木香调气导滞，调整被水湿阻碍的气机，使气畅水行，又少入轻粉，用其走而不守，通便逐水，协助诸药分消下泄，均为佐使药。诸药配伍，共奏行气破滞、峻下逐水之功效，主治水肿水胀、形气俱实证，症见口渴、气粗、腹坚、大小便秘、脉沉实有力等。

证须急予攻逐峻急剂，洁净府，去菀陈莝，才能保存正气。《黄帝内经·素问·阴阳应象大论》称“中满者，泻之于内”“其下者，引而竭之”。此方选用一派逐水通便、行气除满、分消走泄药物，使水热壅实之邪，如顺流之舟、下坡之车，顺势而下，故名“舟车”。

苑：wan（三声），紫菀；yu（四声），茂盛（此处之义）。

莝：cuo（四声），铡碎的草。

（五）攻补兼施

054 黄龙汤（《伤寒六书》）

黄龙还由大承汤　参归草饮枣姜汤
原方一撮桔梗入　扶正攻下是良方

大黄 9 克　芒硝 12 克　厚朴 3 克　枳实 6 克　人参 6 克　当归 9 克　甘草 3 克

上药加桔梗 3 克、生姜 9 克、大枣 2 枚，水煎服。（原方以水二盅，姜三片，枣二枚，煎后再入桔梗一撮，热沸为度。）

方中以大承气汤（黄、硝、朴、实）泄热通便，荡涤胃肠实热积滞，急下之以存元气，人参、当归补气补血，扶正以利于祛邪，使泻下而不伤正，为方中主药部分；辅以桔梗开肺气（宣肺）宣通胃肠气机；生姜、大枣、甘草和胃补气，调和诸药，为佐使药。诸药配伍，共奏扶正攻下之功效，主治里热实证而气血虚弱者，症见自利清水、色纯青、腹痛拒按、谵语、口舌干燥、口渴、身热、神倦少气，或便秘、腹胀硬痛，甚则循衣撮空、神昏肢厥、舌苔焦黄或焦黑、脉虚。

055　增液承气汤（《温病条辨》）

增液承气玄地冬　芒硝大黄软化通
热结阴亏便秘证　增水行舟法宗宗

玄参 30 克　细生地 24 克　麦冬 24 克　芒硝 4.5 克　大黄 9 克

方中玄参、细生地、麦冬即是增液汤，滋阴增液，润肠通便，合用芒硝、大黄软坚化燥、泄热通便。诸药配伍，共奏滋阴增液、通便泄热之功效，主治阳明热病、温热劫阴、阴亏便秘，症见燥屎不行、下之不通者。

阴亏便秘，即如“无水舟停”，增水方能行舟，法当甘凉濡润，以育阴除热；又辅以软坚降下，以助推动行。有水有动力，则舟可行矣，称为“增水行舟”之法，有条有理。

056 温脾汤（《备急千金要方》）

温脾汤用治冷积　大黄附姜参草需
附子扶正又祛邪　一举两得之妙居

大黄9克　附子9克　干姜6克　人参6克　甘草3克

方中大黄荡涤泻下，附子温脾散寒，共为主药；干姜温中散寒，人参补中益气，甘草甘温补气，共为辅佐药；甘草并能调药和中，为使药。诸药配伍，共奏温补脾阳、泻下冷积之功效，主治脾阳不足、冷积结于肠道之冷积便秘，或久利赤白、腹痛、手足不温、脉沉弦者。

此方有温中之用，但不用理中汤，是因脾气虚寒，固然需要温补，但有冷积滞留，特须温运，惟有大辛大热、气雄力猛之附子，既可温壮脾阳，又能宣散寒凝冷积，此即叶天士“脾为柔脏，惟刚药可以宣扬驱浊”所言之意（《临证指南医案》）。而且理中汤中守而不走之干姜，终究不及走而不守之附子的温散之力。可见以附子，扶正并能祛邪，真乃一举两得之妙。

考察温脾汤有四方，药味稍有出入。《千金方》十五卷“冷痢门”一方，有桂心而无甘草，故宜于寒证而兼见冲逆的证候；《千金方》十三卷“心腹痛门”一方，主“治腹痛、脐下绞结、绕脐不止”，药味还有当归、芒硝；《本事方》一方，重用干姜、桂心、厚朴、甘草温中，略加大黄而不重用，治冷积泄泻而积滞不甚者。

四、涌吐剂

根据《黄帝内经·素问·至真要大论》“其高者，因而越之”的原则立法，以涌吐药为主组成，具有涌吐作用，以涌吐痰涎、宿食、毒物等的方剂，统称涌吐剂。其属“八法”中的“吐法”。

057　瓜蒂散（《伤寒论》）

瓜蒂散能吐痰食　赤小豆和淡豆豉
痰涎宿食填塞痞　豆豉轻清亦佐使

瓜蒂（熬黄）1 克（一分）　赤小豆 1 克（一分）

将瓜蒂、赤小豆研细末，每服 1~3 克，以淡豆豉 9 克煎汤送服。如欲急吐，服药后以洁净羽毛探喉取吐。

方中以瓜蒂为主药，苦寒催吐痰涎宿食；赤小豆、淡豆豉，取谷气、保胃气，虽主药寒毒力峻，但快吐而不伤正，且淡豆豉轻清宣泄，兼能宣解胸中邪气，共为佐使药。三药配伍，共奏催吐痰食之功效，主治痰涎宿食，症见填塞膈上、胸中痞硬、烦懊不安、气上冲咽喉不得息，或胸脘胀满等。

058　盐汤探吐方（《备急千金要方》）

咸盐探吐饱和汤　二三碗入指探让
宿食不消干霍乱　一吐为快脘腹畅

食盐（适量）

用开水调匀，成饱和盐汤，每服二至三碗，服后用洁净羽毛或手指探喉助吐。（原方用极咸盐汤三升，热饮一升，刺口令吐宿食使尽，不吐更服，吐讫复饮，三吐乃住，静止。）

方中以盐汤极咸之味，激起呕吐，开通气机，并使宿食随吐而出。即涌吐宿食之功效，主治宿食停滞不消或干霍乱，致脘腹胀满不舒，欲吐不得吐，欲泻不得泻。亦治误食毒物，尚停留在胃中者。

宿食停滞及干霍乱，乃因饮食失调，复感秽浊之气，阻遏中焦，升降之气机窒塞，上下不通，不吐不快。此方法，一吐而使气机得以调畅，则塞者通、胀痛止。

吐：tu（三声），使从嘴出（吐气、吐露、吐酸）；tu（四声）自从嘴出（吐沫、吐血、吐泻）。

五、温里剂

根据《黄帝内经·素问·至真要大论》“寒者热之”的原则而立法，以温热药为主组成，具有温里祛寒或回阳救逆等作用，以治里寒证的方剂，统称温里剂。其属于“八法”中的“温法”。

（一）温中祛寒

059 理中汤（《伤寒论》）

理中又名人参汤　姜术草配合甚当
中虚寒冷便清溏　沉迟淡白滑辨详

人参、干姜、白术、甘草各 30 克（各三两）

方中以人参为主药，补中益气，健脾强胃；干姜为辅药，温中助阳；白术为佐药，健脾燥湿；甘草为使药，补中扶正，调和诸药。诸药配伍，共奏温中祛寒、补益脾胃之功效，主治脾胃虚寒，症见自利不渴、呕吐腹痛、腹满不食以及霍乱等；阳虚失血；小儿慢惊等。其主治辨证要点是：脉象沉细或沉迟、舌淡苔白滑，以及溲清便溏、畏寒肢冷等。

060　吴茱萸汤（《伤寒论》）

吴茱萸汤人参枣　重用生姜温中好
厥阴寒呕少阴吐　温肝暖胃降逆保

吴茱萸 9 克　人参 9 克　生姜 18 克　大枣 4 枚

方中吴茱萸为主药，味辛性热，归肝肾脾胃经而温之，中温脾胃而治胃中虚寒，下暖肝肾而治厥阴、少阴虚寒病，一药而三病皆宜；人参为辅药，温中补虚；生姜、大枣为佐使药，辛甘温补，既可助主药温中补虚降逆，又调和诸药。诸药配伍，共奏温肝暖胃、降逆止呕之功效，主治胃中虚寒，症见食谷欲吐，或胃脘作痛、吞酸嘈杂；厥阴头痛、干呕吐涎沫；少阴吐利、手足厥冷、烦躁欲死者。

061　小建中汤（《伤寒论》）

由桂枝汤倍芍药（12 克）重加饴糖组成，然而却与桂枝汤有别，桂枝汤是以桂枝为主，外解太阳、调和营卫；小建中汤则是以饴糖为主，一变而为温中补虚之剂。

饴糖 18 克　桂枝 6 克　芍药 12 克　炙甘草 3 克　大枣 4 枚　生姜 9 克

方中饴糖为主药，甘温入脾，温中补虚，和里缓急；桂枝温阳气，白芍养阴血，共为辅药；炙甘草配芍药（芍药甘草汤）缓急止痛，甘草合生姜、大枣温中补虚，又能调和诸药，共为佐使药。诸药配伍，共奏温中补虚、和里缓急之功效，主治虚劳里急，症见腹中时痛、喜得温按、按之痛减，或虚劳心中悸动、虚烦不宁、面色无华，或虚劳阳虚发热等。

062　大建中汤（《金匮要略》）

大建中汤用饴糖　辅以人参与干姜
佐使蜀椒彻上下　寒去温回中阳昌

饴糖 18 克　人参 9 克　干姜 5 克　蜀椒 3 克

方中饴糖为主药，甘温建中、温阳补虚、缓急止痛。人参补中扶正；干姜温中散寒、和胃止呕，共为辅药。蜀椒能彻上彻下（彻：通；透），并可逐寒温胃、散积杀虫，又能调饴糖之甘腻，为佐使药。诸药配伍，共奏建中温阳、降逆止痛的功效，使寒去温回，中阳昌健，痛逆自平。主治中阳衰弱，阴寒内盛，症见心胸寒痛、呕吐不能饮食、腹中寒、上冲皮起出见有头足、上下痛而不可触近，或腹中漉漉有声。

063 厚朴温中汤（《内外伤辨惑论》）

厚朴温中理气汤　燥湿除满脘痛胀
草蔻干姜木陈皮　茯苓炙草使生姜

厚朴（姜制）30克　草蔻15克　干姜2克　木香15克　陈皮30克　茯苓15克　甘草（炙）15克　生姜3片

水煎服。（原方为粗末，每服五钱匕，水二盏，生姜三片，煎至一盏，去渣温服，食前，忌一切冷物。）

方中厚朴为主药，行气化湿除满；草蔻、干姜、木香、陈皮共为辅药，温中散寒、行气宽中，以助化湿，使脾胃之枢机运转；茯苓为佐药，渗湿健脾；炙甘草、生姜为使药，和中并调和诸药。诸药配伍，共奏温中行气、燥湿除满之功效，主治脾胃寒湿，脘腹胀满疼痛证，或客寒犯胃，时作疼痛（此方是干姜、生姜同用之处）。

（二）回阳救逆

064 四逆汤（《伤寒论》）

四逆汤中附姜草　少阴厥逆太阳沉
纯阳之品破阴寒　回阳救逆复脉神

附子 9 克　干姜 9 克　甘草（炙）12 克

阴盛阳衰之证，非纯阳之品不能破阴寒而复阳气。

方中附子大辛大热归少阴经，温阳祛寒，回阳救逆；干姜为辅药，助温阳祛寒，回阳救逆；炙甘草甘温补脾，并调和诸药，为佐使药。三药合用，功专力宏，共奏回阳救逆之功效，主治少阴病，阴盛阳衰证，症见四肢厥逆、恶寒倦卧、吐利腹痛、下利清谷、神疲欲寐、口不渴、脉沉微细；太阳病误汗亡阳证。

065 参附汤（《校注妇人良方》）

参附汤原用枣姜　益气回阳是良方
四末汗出息脉微　元气大亏阳暴伤

人参 12 克　附子（炮）9 克

水煎服。（原方作一服，姜、枣水煎，徐徐服。）

方中人参甘温力宏，大补脾胃之元气，巩固后天；附子大辛大热，温壮元阳，大补先天。二药相须为用，上助心阳，下补肾命，中补脾土。原方用姜、枣以助温、补之力。用之得当，则能瞬息化气于乌有之乡，顷刻生阳于命门之内，为抢救垂危之良方。即有益气，回阳，救脱之功效，主治元气大亏，阳气暴脱之证，症见手足厥逆、汗出、呼吸微弱、脉微等。

066　真武汤（《伤寒论》）

真武汤壮肾中阳　附苓术芍和生姜
少阴阳衰肿下利　太阳悸眩瞤惕康

附子9克　茯苓9克　白术6克　白芍9克　生姜9克

方中附子为主药，温肾壮阳，化气利水；茯苓、白术为辅药，健脾渗湿利水；白芍疏肝养阴止痛，其养阴，以既防温、渗伤阴之过，又助利水之力，生姜既助阳，又助健脾，共为佐使药。诸药配伍，共奏温阳利水之功效，主治少阴肾阳衰微，水气内停证，症见小便不利、四肢沉重疼痛、恶寒腹痛、下利，或肢体浮肿、不渴、苔白、脉沉；太阳病，发汗，不解，其人仍发热，心下悸，头眩，身瞤动，振振欲擗地者。

瞤：shun（四声）

067　黑锡丹（《太平惠民和剂局方》）

黑锡炒硫互根源　肉附葫破茴阳研
木香肉蔻楝沉香　奔豚寒疝阳衰痰

黑锡（即铅去滓净秤）60 克　硫磺（透明者结砂子）60 克　肉桂 15 克　附子（炮去皮脐）30 克　葫芦巴（酒浸炒）30 克　破故纸（酒浸炒）30 克　茴香（炒）30 克　阳起石（酒煮一日焙干研）30 克　木香 30 克　肉蔻（面裹煨）30 克　川楝子（蒸去皮核）30 克　沉香（镑）30 克

酒糊丸，成人每服 5 克，小儿每服 2~3 克，盐开水送下，急救可用至 9 克。（原方用黑盏或新铁铫（diao，四声）内，如常法结黑锡、硫磺砂子，地上出火毒，研令极细，余药并杵罗为细末，都一处和匀入研，自朝至暮，以黑光色为度，酒糊丸如桐子大，阴干与布袋内擦令光莹，每服三四十粒，空心姜盐汤或枣汤送下，妇人艾醋汤送下。）

方中黑锡重坠，降逆气，坠痰涎，以平痰壅上气喘促之势；硫磺大热，扶阳气，助命门，消沉寒，二者同炒，阴阳互根，阴中求阳，标本兼治。肉桂、附子、葫芦巴、破故纸、茴香、阳起石温肾壮阳，木香、肉豆蔻温中降逆。川楝子利气疏肝，且防诸多药温燥太过，有反佐之用。沉香降逆平冲，纳气归肾，既疗上逆盛行之标症，又助诸药之力下行。诸药配伍，共奏温肾阳、散阴寒，降逆气、定虚喘的标本兼治功效，主治肾阳衰弱（摄纳无权），阴寒内盛（阴浊上泛）之上盛下虚证：肾不纳气，胸中痰壅，上气喘促，四肢厥逆，冷汗不止，舌淡苔白，脉沉微（等上实下虚）见症；奔豚，气上冲胸，胁腹胀满，或寒疝腹痛，肠鸣滑泄，或男子阳萎精冷，女子血海虚寒，带下清稀等。

（三）温经散寒

068　当归四逆汤（《伤寒论》）

当归四逆桂枝芍　细辛木通甘草枣
血虚受寒四末冷　温经养血脉通调

当归 9 克　桂枝 9 克　白芍 9 克　细辛 3 克　木通 6 克　炙甘草 6 克　大枣 5 枚

本方是以桂枝汤去生姜，倍大枣，加当归、木通、细辛组成。方中当归为主药，入肝经，甘温补血；桂枝温通血脉，白芍养血和营，二者配合，有内疏厥阴之功，为辅药，主辅合用，而成养血疏肝，温通血脉之力；细辛为佐药，通血脉，散寒邪；大枣、炙甘草为使药，补脾气并调和诸药。诸药配伍，共奏温经散寒、养血通脉之功效，主治血虚受寒（原治厥阴伤寒），症见手足厥冷，舌淡苔白，脉沉细或脉细欲绝者。

069 阳和汤（《外科证治全书》）

阳和汤治阴疽毒　熟地为君鹿角辅
姜肉麻芥生甘草　温补散寒阴霾除

熟地黄 30 克　鹿角胶 9 克　干姜炭 2 克　肉桂 3 克　麻黄 2 克　白芥子 6 克　生甘草 3 克

方中重用熟地黄为主药，温补营血；鹿角胶为辅药，为血肉有情之品，生精补髓，养血助阳，强筋壮骨；姜炭、肉桂温阳散寒、温经通脉，麻黄、白芥子散寒滞、消痰结，合用既能使气血宣通，又能使熟地黄、鹿角胶补而不滞，则补阴之用寓有温通之义，共为佐药；生甘草解毒且调和诸药，为使。诸药配伍，共奏温阳补血、散寒通滞之功效，主治一切阴疽、贴骨疽、流注、鹤膝风等阴寒之毒，症见局部漫肿无头、皮色不变、不热、痠痛、舌淡苔白、脉沉细或迟细。

六、祛湿剂

凡以祛湿药为主组成，具有化湿利水、通淋泄浊作用，治疗湿邪为病的方剂，统称祛湿剂。

（一）祛风胜湿

070　羌活胜湿汤（《内外伤辨惑论》）

羌活胜湿并独活　防藁川蔓炙草和
风湿在表一身痛　发汗祛风湿痛卓

羌活 6 克　独活 6 克　防风 4 克　藁本 4 克　川芎 4 克　蔓荆子 2 克　炙甘草 4 克

方中羌活、独活共为主药，散上下周身风湿，利关节，行痹痛；防风、藁本共为辅药，发汗解表（肌表风湿），祛风湿，止痹痛；川芎活血祛风止痛，蔓荆子散风止痛（在上风湿头痛），共为佐药；炙甘草为使药，调和诸药。诸药配伍，共奏发汗解表、祛风胜湿之功效，主治风湿在表，症见头痛头重、一身尽痛、难以转侧、恶寒微热、苔白脉浮等。

071　独活寄生汤（《备急千金要方》）

独活寄生艽防辛　杜膝苓草四物参
肉桂心温通血脉　祛止补益标本根

独活9克　桑寄生18克　秦艽9克　防风9克　细辛3克　杜仲9克　牛膝9克　茯苓12克　甘草6克　干地黄15克　白芍9克　当归12克　川芎6克　人参12克　肉桂心1.5克

方中独活祛风湿、止痹痛，桑寄生祛风湿、补肝肾；秦艽、防风、细辛、杜仲、牛膝助独活祛风湿、止痹痛、补肝肾；党参、茯苓、甘草（即四君子汤去白术之燥）补气，地黄、当归、白芍、川芎（四物汤）补血；肉桂心温通血脉。诸药配伍，共奏祛风湿、止痹痛、补气血、益肝肾之功效，即使风邪得祛、痹痛得止、气血得补、肝肾得护，祛邪扶正，标本同治。主治痹症日久，气血不足，肝肾两亏，症见腰膝冷痛、肢节屈伸不利、痠软气弱，或麻木不仁、畏寒喜温、舌淡苔白、脉象细弱等。

（二）利水渗湿

072　五苓散（《伤寒论》）

五苓泽泻茯猪苓　佐以白术桂枝成
利水渗湿治蓄水　温阳化气水逆证

泽泻 15 克　茯苓 9 克　猪苓 9 克　白术 9 克　桂枝 6 克

水煎服。（原方五味捣为散，以白饮或服方寸匕，日三服，多饮暖水，汗出愈，如法将息。）

方中重用泽泻为主药，直达膀胱，利水渗湿；茯苓、猪苓为辅药，淡渗利水助蠲水饮；白术健脾运湿，桂枝温利膀胱之气，共为佐药。诸药配伍，共奏利水渗湿、温阳化气之功效，主治蓄水停饮（外感表证，内停水湿），症见头痛发热、烦渴欲饮，或水入即吐（水逆证）、小便不利、舌苔白脉浮，以及水肿、泄泻、霍乱、痰饮诸病。

073　猪苓汤（《伤寒论》）

猪苓汤治水热结　小便不利大便泻
二苓泽主滑阿辅　利水清热养阴液

猪苓 9 克　茯苓 9 克　泽泻 9 克　滑石 9 克　阿胶 9 克

水煎服。（原方五味，以水四升，取二升去滓，内阿胶烊消，温服七合，日三服。）

方中以二苓、泽泻渗利小便，滑石清热通淋，阿胶滋阴清热。诸药配伍，利水而不伤阴，滋阴而不敛邪，共奏利水清热滋阴之功效，但渗利水湿为主，清热滋阴为辅。原方主治伤寒之邪，传入阳明或少阴，化而为热，与水相搏，以致水热互结，邪热伤阴而致小便不利证，症见发热、口渴欲饮，或心烦不寐，或兼有咳嗽、呕吐、下利者。

阿：ɑ（一声），①排行（阿大、阿娇），②亲尊（阿爹、阿婆）；e（一声），①迎合（阿附、阿弥陀佛）；②东阿县（阿胶）。

074　五皮散（又名五皮饮）（《华氏中藏经》）

五皮散饮五般皮　茯姜桑陈大腹皮
脾虚湿泛皮水证　一身悉肿气促急

茯苓皮、生姜皮、桑白皮、陈皮、大腹皮各等分

水煎服，用量按原方比例酌定［原方为粗末，每服三钱（古制9克），水一盏半，煎至八分，去滓，不计时候温服，忌生冷油腻硬物。］

方中茯苓皮利水渗湿，兼以健脾助运化水湿；生姜皮辛散水饮；桑白皮肃降肺气，通调水道；大腹皮、陈皮理气兼除湿，使水湿不能阻滞，则气机畅通。五药相合，共成利湿消肿、理气健脾之功效，主治脾虚湿盛，泛滥肌肤所致的皮水，症见一身悉肿、肢体沉重、心腹胀、上气促急、小便不利，以及妊娠水肿等。

075　防己黄芪汤（《金匮要略》）

《金匮》防己黄芪汤　芪主己辅术佐邦
甘草生姜大枣使　风水风湿治效彰

黄芪15克　防己12克　白术9克　炙甘草6克

加姜枣，水煎服。（原方锉，每服五钱匕，生姜四片，枣一枚，水盏半煎取八分，去滓温服，良久再服。）

方出《金匮要略》，方中重用黄芪为主药，补气固表，防己为辅药，祛风行水，与黄芪配伍，利水而不伤正；白术为佐药，健脾胜湿，与黄芪配伍，益气而助固表；使以甘草培土而调和诸药，生姜、大枣调和营卫。诸药配伍，共奏益气祛风、健脾

利水之功效，主治表气不固，外受风邪，水湿郁于经络之风水或风湿，症见汗出恶风、身重、小便不利、舌淡苔白、脉浮等。

（三）清热祛湿

076　茵陈蒿汤（《伤寒论》）

茵陈蒿治湿热黄　辅以栀子佐大黄
一身面目橘鲜黄　脉沉实滑苔腻黄

茵陈蒿 30 克　栀子 15 克　大黄 10 克

方中重用茵陈为主药，清热利湿退黄；栀子为辅药，清泄三焦湿热，使湿热从小便出；大黄为佐药，降泄瘀热，使瘀热从大便解。诸药配伍，共奏清热利湿的功效，主治湿热黄疸，症见一身面目俱黄，黄色鲜明如橘子色、腹微满，口中渴，但头汗出、小便不利、舌苔黄腻、脉象沉实或滑数等。

077　三仁汤（《温病条辨》）

三仁杏蔻苡仁出　半夏厚朴滑通竹
湿温初起湿气重　宣畅气机湿热除

杏仁 15 克　白蔻仁 6 克　生薏苡仁 18 克　制半夏 15 克　厚朴 6 克　飞滑石 18 克　白通草 6 克　竹叶 6 克

方中杏仁辛苦开降肺气（宣畅气机），气化则痰湿亦化；白蔻仁芳香辛苦，行气化湿；生薏苡仁甘淡渗利湿热；制半夏、厚朴行气除湿，消痞除满，飞滑石、白通草、竹叶渗利湿热。诸药配伍，共奏宣畅气机、清热利湿之功效，主治湿温初起，湿重热轻者，症见头痛恶寒、身重疼痛、面色淡黄、胸闷不饥、午后身热、口不渴、脉弦细而濡。

078　甘露消毒丹（又名普济解毒丹）（《温病条辨》）

甘露消毒湿并热　滑茵木芩翘贝射
石菖白蔻藿薄荷　清热解毒利湿浊

飞滑石 450 克　茵陈 320 克　木通 150 克　黄芩 300 克　连翘 120 克　川贝母 150 克　射干 120 克　石菖蒲 180 克　白豆蔻 120 克　藿香 120 克　薄荷 120 克

丸散剂，每服 9 克，亦可水煎服，用量按原方比例酌减。（原方各药晒燥，生共研细末，见火则药性变热，每服三钱，开水调服，日二次。或以神曲糊丸，如弹子大，开水化服亦可。）

方中飞滑石清热利湿解暑；茵陈、木通清热利湿，引湿热从小便出；黄芩清热燥湿；连翘清热解毒；川贝母、射干清咽散结；石菖蒲、白豆蔻、藿香、薄荷芳香悦脾、行气化浊。诸药配伍，共奏利湿化浊、清热解毒之功效，主治湿温时疫，邪留气分，症见发热、肢痠倦怠、胸闷腹胀、上吐下泻、咽颐肿痛、身黄溲赤、苔淡白或厚腻或干黄者。

079　八正散（《太平惠民和剂局方》）

八正木瞿车滑萹　栀子大黄灯芯甘
清利热淋通石淋　尿频涩痛淋沥安

木通、瞿麦、车前子、滑石、萹蓄、栀子、大黄（煨）、炙甘草各500克

水煎服，用量按原方剂量酌减。（原方为散，每服二钱，水一盏，入灯芯煎至七分去滓温服，食后临卧，小儿量力少与之。）

方中木通、瞿麦、车前子、萹蓄、滑石利水通淋，清利湿热；栀子清三焦湿热，大黄泄热降火，灯芯草导热下行，甘草调和诸药。诸药配伍，共奏利水通淋、清热泻火之功效，主治湿热下注，蓄于膀胱，发为热淋、石淋，症见尿频涩痛、淋漓不畅、

甚或癃闭不通、小腹胀满、口燥咽干、舌红苔黄、脉数实等。

瞿：ju（四声），惊现（其花惊艳）、惊恐四顾；qu（二声），姓氏。

080 蚕矢汤（《霍乱论》）

蚕矢汤砂并木瓜　连苡栀芩卷吴夏
使以通草导湿热　升清降浊霍乱化

蚕砂 15 克　陈木瓜 9 克　黄连（姜汁炒）6 克　薏苡仁 12 克　焦栀子 5 克　酒黄芩（酒炒）3 克　大豆黄卷 12 克　陈吴茱萸（泡淡）2 克　制半夏 3 克　通草 3 克

方中蚕砂、陈木瓜共为主药，化湿和中，化浊升清，并治霍乱转筋；黄连清热燥湿、薏苡仁清热利湿，共为辅药；焦栀子、酒黄芩清热燥湿助黄连，大豆黄卷利湿助木瓜，制半夏、陈吴茱萸降浊止呕，共为佐药；通草为使药，导湿热下行。诸药配伍，共奏清热利湿、升清降浊之功效，主治湿热内蕴，霍乱吐泻，症见腹痛转筋、烦躁口渴，苔黄厚干、脉濡数等，实为治疗湿热霍乱之良剂。

081　二妙散（《丹溪心法》）

二妙黄柏苍术苦　寒清温燥热湿除
湿热下注足膝痿　带下湿疮具可服

黄柏、苍术（米泔浸炒）各等分（原方不著分量）

散剂，每服3~9克，白开水或生姜汤送下，亦可水煎服，用量根据情况酌定。（原方二味为末，沸汤，入姜汁调服。表实气实者，加酒少许佐之。）

方中黄柏苦寒清热燥湿，苍术苦温燥湿，二药合用，共成清热燥湿之功效，主治湿热下注所致的下肢痿软无力，或足膝红肿热痛，或湿热带下，或下部湿疮，小便短黄、舌苔黄腻等。

此方燥湿是以清热燥湿为主，实即以黄柏为主药，苍术辅佐，既助黄柏燥湿之功，又防其寒性太过，还防湿下或转寒着。

082　宣痹汤（《温病条辨》）

宣痹汤将湿热清　防己滑石薏苡杏
蚕半赤豆翘栀子　宣通经络不烦痛

防己15克　滑石15克　薏苡仁15克　杏仁15克　蚕砂9克　半夏9克　赤小豆皮9克　连翘9克　山栀子9克

方中防己为主药，清热利湿，通络止痛；滑石、薏苡仁利湿清热，杏仁宣肺利气而化湿，共为辅药；半夏、蚕砂、赤小豆除湿化浊，连翘、山栀子清解湿热，共为佐药。诸药配伍，共奏祛湿清热、通络止痛之功效，主治湿热痹，症见寒战热炽、骨节烦痛、面目萎黄、小便短赤、舌苔灰滞或黄腻等。

（四）温化寒湿

083 实脾散（《济生方》）

实脾散温补脾土　附子炮姜木厚朴
大腹草果苓术瓜　炙草饮用姜枣服

附子（炮）、干姜（炮）、木香、厚朴、大腹皮、草果、茯苓、白术、木瓜各6克　甘草3克

加姜、枣、水煎服。（原方㕮咀，每服四钱，生姜5片，大枣1枚，水煎温服，不拘时候。）

方中以附子、干姜为主药，温养脾肾，扶阳抑阴；厚朴、木香、大腹皮、草果行气导滞、化湿利水，茯苓、白术、木瓜健脾和中、渗湿利水，共为辅佐药；甘草、生姜、大枣共为使药，和中诸药。诸药配伍，共奏温阳健脾、行气利水之功效，主治阳虚水肿（阴水），症见半身以下肿甚、胸腹胀满、身重食少、手足不温、

口中不渴、小便短少、大便溏薄、舌淡苔腻、脉沉迟或沉细等。

084 茯苓桂枝白术甘草汤（《伤寒论》）

苓桂术甘《伤寒》方　主治眩悸胸胁胀
中阳失运不化水　病痰饮者温和上

茯苓12克　桂枝9克　白术6克　甘草（炙）6克

方出《伤寒论》，方中茯苓为主药，健脾利湿；桂枝为辅药，温阳化气，助茯苓化水饮；白术为佐药，补益脾气，助运化水湿；炙甘草为使药，补气调药。诸药配伍，共奏健脾渗湿、温化痰饮之功效，主治痰饮证，症见胸胁胀满、眩晕心悸、短气而咳、舌苔白滑、脉弦滑或沉紧等。此证为中焦阳虚，脾失健运，气不化水，聚湿而成。《金匮要略》认为"病痰饮者，当以温药和之""短气有微饮，当从小便去之"。

085 萆薢分清饮（《丹溪心法》）

萆薢分清益石乌　一方苓草使盐入
温肾利湿分清浊　膏淋白浊稠如糊

川萆薢12克　益智仁9克　石菖蒲9克　乌药9克　（一方加茯苓、甘草）

（原方锉，每服五钱，水煎，入盐一捻，食前服。）

方中川萆薢为主药，利湿、分清化浊；益智仁为辅药，温肾阳、缩小便；乌药温肾化气，石菖蒲化浊利窍，共为佐药；一方加茯苓、甘草以增强利湿分清之效。食盐少许为使药，咸味引药入肾。诸药配伍，共奏温肾利湿、分清化浊之功效，主治阳虚湿浊下注所致的膏淋、白浊，症见小便频数、混浊不清、白如米泔、稠如膏糊者。

086 鸡鸣散（《证治准绳》）

鸡鸣槟榔木瓜橘　紫苏桔梗姜吴萸
寒湿郁结湿脚气　肿重无力麻挛急

槟榔 12 克　木瓜 9 克　陈皮 9 克　紫苏叶 3 克　桔梗 5 克　生姜 5 克　吴茱萸 3 克

水煎服。（原方㕮咀，只作一遍煎，用水三大碗，慢火煎之一碗半，去渣，再入水二碗煎渣，取一小碗，两次药汁相和，安置床头，次日五更，分作三、五服，只是冷服，冬月略温亦得。服了用干物压下，如服不尽，留次日渐渐服之亦可。服药至明天，大便当下黑粪水，即是元肾家感寒湿毒气下也，至早饭痛住肿消，只宜迟吃饭，候药力作效，此药不是宣药，并无所忌。）

方中以槟榔为主药，行气利水；木瓜和胃舒筋化湿，陈皮健脾行气燥湿，共为辅药；紫苏叶、桔梗宣通气机，气化助湿亦化，吴茱萸、生姜温散寒邪，温化则寒湿行，共为佐药。诸药配伍，共奏行气降浊、温化寒湿之功效，主治寒湿郁结，侵害两足所致的湿脚气，症见足胫肿重无力、行动不便、麻木冷痛，或挛急上冲，甚至胸闷泛恶，以及风湿流注、发热恶寒、脚痛不可忍、筋脉浮肿者。

结：jie（一声）；jie（二声）（此处）

（五）芳香化湿

087　平胃散（《太平惠民和剂局方》）

平胃散是苍术朴　陈皮甘草四般药
燥湿运脾理气滞　和胃姜枣煮水调

苍术 2400 克　姜厚朴 1560 克　陈皮（去白）1560 克　炒甘草 900 克

共为末，每服 6~9 克，生姜、大枣煮水调下，亦可水煎服，用量按原方比例增减。（原方为细末，每服二钱，水一盏，入生姜 2 片，干枣 2 枚，同煎至七分，去姜枣，带热服，空心食前。入盐一捻沸汤点服亦得。）

方中重用苍术为主药，苦温性燥，除湿运脾；姜厚朴为辅药，行气化湿、消胀除满；陈皮为佐药，行气化滞；炒甘草为使药，和中调药。诸药配伍，共奏燥湿运脾、行气和胃之功效，主治湿邪困脾，阻滞气机所致的湿阻脾胃证，症见脘腹胀满、不思饮食、口淡无味、呕吐恶心、嗳气吞酸、肢体沉重、怠惰嗜卧、常多自利、舌苔白腻而厚、脉缓者。

088　藿香正气散（《太平惠民和剂局方》）

藿香正气夏曲朴　苏芷陈苓术大腹
桔梗生姜大枣草　解表化湿理气堵

藿香 90 克　半夏曲 60 克　厚朴（姜汁炙）60 克　紫苏叶 30 克　白芷 30 克　陈皮（去白）60 克　茯苓 30 克　白术 60 克　大腹皮 30 克　苦桔梗 60 克　甘草 75 克

为散，每服 6~9 克，生姜、大枣煎水调下，亦可水煎服，用量按原方比例酌减。（原方为细末，每服二钱，水一盏，姜 3 片，枣 1 枚，同煎至七分，热服，如欲出汗，衣被盖，再煎并服。）

方中以藿香为主药，辛散风寒、芳香化湿、和胃悦脾；半夏曲燥湿降逆、和胃止呕，厚朴行气化湿、宽胸除满，共为辅药；紫苏叶、白芷辛温解表，既助藿香散风寒，又芳香化湿，陈皮行气燥湿兼能和中，茯苓、白术健脾运湿，大腹皮行气利水，苦桔梗宣肺利胸膈，生姜、大枣调和脾胃，共为佐药；甘草为使药，调和诸药。诸药配伍，共奏解表化湿、理气和中之功效，主治外感风寒，内伤湿滞证，症见发热恶寒、头痛、胸膈满闷、脘腹疼痛、恶心呕吐、肠鸣泄泻、舌苔白腻等。

七、消导剂

凡以消导药为主组成，具有消食导滞、消痞化积作用，治疗积滞痞块的方剂，统称消导剂。其属于“八法”中的“消法”。

089 保和丸（《丹溪心法》）

保和丸重用山楂　神莱陈苓翘夏芽
食积得消胃得和　消导性平故名它

山楂 180 克　神曲 60 克　莱菔子 30 克　陈皮 30 克　茯苓 90 克　连翘 30 克　半夏 90 克　（麦芽汤送下）

丸剂，每服 6~9 克，温开水或麦芽汤送下。亦可水煎服，用量按原方比例酌减。（原方为末，炊饼丸如梧桐子大，每服七八十丸，食远白汤下。）

方中重用山楂为主药，消一切饮食积滞，又善消肉食油腻之积；神曲消食健脾，更化酒食陈腐之积，莱菔子消食下气，并长于消麦面痰气之积，共为辅药，主辅三药相合，能消化各种饮食积滞；半夏、陈皮行气化滞、和胃止呕，茯苓健脾利湿、和中止呕，连翘清热散结以对食积化热，共为佐药；麦芽煎汤送药，使药效发挥更好。诸药配伍，共奏消食和胃之功效，使食积得消，胃气得和。消食化滞之用，是为了保障胃气（功能）调和和顺，故名“保和”。主治食积停滞，症见胸脘痞满、腹胀时痛、嗳腐吞酸、厌食呕恶，或大便泄泻、脉滑。

090　健脾丸（《证治准绳》）

健脾丸用四君汤　三仙砂仁陈木香
山药肉蔻黄连合　健脾消食功得尝

人参 45 克　白术 75 克　茯苓 60 克　甘草 22.5 克　山楂 30 克　神曲 30 克　麦芽（炒）30 克　木香（另研）22.5 克　砂仁 30 克　陈皮 30 克　山药 30 克　肉豆蔻（煨纸包搥去油）30 克　黄连（酒炒）22.5 克

丸剂，每服 6~9 克，温开水送下。亦可水煎服，用量按原方比例酌减。（原方为末，蒸饼为丸，如绿豆大，每服五十丸，空心下，一日二次，陈米汤下。）

方中是以四君子汤补气健脾、渗湿，山楂、神曲、麦芽消食化滞，砂仁、陈皮、木香理气和胃，山药、肉豆蔻健脾止泻，黄连清热燥湿以防湿热腻脾。诸药配伍，共奏健脾消食之功效，使脾气得健，食积得消，故名“健脾”。主治脾虚食停，或食积化热证，症见食少难消、脘腹痞胀、大便溏薄、苔腻微黄、脉象虚弱。

091　枳术丸（《丹溪心法》）

枳术丸重白术倍　寓清于补升降谓
荷叶裹烧饭为丸　健脾消痞食积退

白术 60 克、枳实（麸炒）30 克

丸剂，每服 6~9 克，白水送下。亦可水煎服，用量按原方比例酌减。（原方为极细末，荷叶裹烧饭为丸，如梧桐子大，每服五十丸，多用白汤下，无时。）

方中以白术为主药，健脾运湿；枳实为辅药，下气除痞。用量上白术重于枳实一倍，即以补为主，以消为辅，以补带消，寓消于补之中。又荷叶升脾胃清气助脾主升之功，使白术与枳实同用，亦显一升清，一降浊，即所谓升清降浊之处，正合“脾宜升则健，胃宜降则和”之理。二药配伍，共奏健脾消痞之功效，主治脾虚食滞，症见脘腹痞满、不思饮食等。

092　失笑丸（又名枳实消痞丸）（《兰室秘藏》）

失笑枳实消痞丸　厚朴半夏参辅班
白术苓芽姜连甘　消痞除满心下安

枳实 15 克　厚朴 12 克　半夏曲 9 克　人参 9 克　白术 6 克

茯苓6克　麦芽曲6克　干生姜3克　黄连15克　炙甘草6克

为小丸，每服6~9克，日2次，温开水送下。亦可水煎服，用量按原方比例酌减。（原方为细末，汤浸蒸饼为丸，梧桐子大，每服五七十丸，白汤下，食远服。）

方中以枳实为主药，行气消痞；厚朴行气除满，合主药消痞除满，半夏曲降逆散结，人参补脾扶正，共为辅药；白术、茯苓健脾祛湿，麦芽曲消食和胃，干生姜温中散寒，黄连清热燥湿，共除寒热湿聚，为佐药；炙甘草为使药，益脾调药。诸药配伍，共奏消痞除满、健脾和胃之功效，主治脾胃虚弱、升降失司、寒热互结、气壅湿聚心下所致的痞证，症见心下痞满、不欲饮食、体弱倦怠，或胸腹痞胀、食少不化、大便不畅者。

093　木香槟榔丸（《儒门事亲》）

木香槟榔丸青香　莪陈大牵连柏藏
《方解》壳棱芒硝加　攻积导滞力更强

木香30克　槟榔30克　青皮30克　香附子120克　广茂（即今莪术，烧）30克　陈皮30克　黄连（麸炒）30克　黄柏（原书为黄连，今改）90克　黑牵牛120克　大黄90克

为细末，水法小丸，每服6克，日2~3次，生姜汤或温开水下。（原方为细末，桐子大，用水丸。每服三五十丸，食后生姜汤下。）

方中木香、槟榔善行肠胃之气而化滞；青皮、香附子、莪术、陈皮调理脾胃之气而破积；黑牵牛、大黄攻击导滞；黄连、黄柏清热燥湿。诸药配伍，共奏行气导滞、攻积泄热之功效。主治饮食积滞内停，蕴生湿热，肝脾胃肠气机不畅，症见脘腹痞满胀痛、大便秘结，以及赤白痢疾、里急后重，舌苔黄腻、脉实者。(《医方集解》所载之木香槟榔丸，比本方多加了枳壳、三棱、芒硝，其攻击导滞之力更强大了。)

八、理气剂

凡以理气药为主组成，具有舒畅气机、调整脏腑功能，用以治疗气病的方剂，统称为理气剂。

（一）行气

094　越鞠丸（又名芎术丸）（《丹溪心法》）

越鞠丸治六般郁　气血火湿食痰宜
香附川芎栀苍神　诸郁得解痰郁涤

香附、抚川芎、栀子、苍术、神曲各等分

为丸剂，每服6~9克，温开水下，亦可水煎服，用量按原方比例酌情增减。（原方为末，水丸如绿豆大。）

方中以香附为主药行气解郁治气郁；抚川芎活血行气治血郁，栀子清热除烦治火郁，苍术燥湿健脾治湿郁，神曲消食和中治食郁，共为辅药。痰郁之因，多与气、血、火、湿之郁，导致脾胃气机运化失常，津水蕴结而郁，所以诸郁得解，则痰郁也可涤除。诸药配伍，共奏行气解郁之功效，主治气、血、火、湿、食、痰之六般郁结证，症见胸膈脘腹胀满痛，胸胁刺痛有定处，嘈杂吞酸，脘闷呕吐，食滞不化，痰饮痞满等。其中气、血、火三郁责之于肝，湿、食、痰三郁责之于脾。

095　良附丸（《良方集腋》）

良姜香附等份研　姜汁为丸或水煎
温中祛寒行气痛　临症主辅看因偏

高良姜（酒洗，焙研）、香附（酒洗，焙研）各等分

为末，每服6克，开水送下。亦可水煎服，用量按原方比例酌情增减。（原方为末，以米饮汤加入生姜汁一匙，盐一撮为丸，服之。）

方中用高良姜温胃散寒，香附疏肝行气，以米饮汤与生姜汁和食盐为丸，兼能和胃。诸药配伍，共奏温中祛寒、行气止痛之功效，主治肝郁气滞，胃有寒凝证，症见胃脘疼痛及胸胁疼痛，而以胃脘痛为主，以及痛经等。所治寒凝气滞之脘腹胸胁诸痛，一般二药用量相等，但临症如寒凝甚者，高良姜可为主，用量可倍于香附，若气滞偏重者，则香附为主，用量可倍于高良姜。胁痛者可加青皮等以加强疏肝止痛；胃脘痛者，可加干姜、木香等以加强温中行气；痛经者，可加当归以加强调经止痛。

096　金铃子散（《圣惠方》）

金铃子散延辅佐　所治诸痛郁化火
痛食热甚舌红黄　疏肝泄热行气果

金铃子、延胡索各 30 克

为末，每服 9 克，酒或开水送下。亦可水煎服，用量按原方比例酌减。（原方药共为末，每服三钱，酒调下。）

方中以金铃子为主药，疏肝泄热，行气分热止痛；延胡索行气活血，行血分滞止痛，为辅佐药。二药合用，共奏疏肝泄热、行气止痛之功效。所治诸痛，乃因肝气郁滞，郁而化火，如胸腹胁肋疼痛，或痛经，疝气痛，时发时止，食热物则痛甚，舌红苔黄，脉弦或数者。

097　半夏厚朴汤（《金匮要略》）

半夏厚朴疗梅核　苏叶茯苓姜辅佐
咯之不出咽不下　辛开苦降痰气躲

半夏 9 克　厚朴 9 克　苏叶 6 克　茯苓 12 克　生姜 15 克

方中半夏化痰开郁、和胃降逆，厚朴行气开郁、下气除满，共为主药；苏叶行气和中，茯苓渗湿化痰，生姜和中止呕，均为辅佐药。诸药配伍，辛开散结，苦降痰气，共奏化痰降逆、行气开郁之功效，主治痰气郁结之梅核气，症见咽中如有物阻，咯之不出，咽之不下，以及胸胁满闷，气急作痛，或湿痰咳嗽，或呕吐、舌苔白润或滑腻、脉弦缓或弦滑。

098 瓜蒌薤白白酒汤（《金匮要略》）

瓜蒌薤白治胸痹　宜用白酒行活力
温通散结行气痰　胸阳振奋痛喘去

瓜蒌 12 克　薤白 9 克　白酒适量

方中以瓜蒌为主药，祛痰散结宽胸；薤白为辅药，通阳行气止痛；白酒行气活血，为佐使药。诸药配伍，共奏温通散结、行气祛痰之功效，主治胸阳不振、气滞痰阻所致的胸痹证，症见胸部隐痛，甚至胸痛彻背、喘息咳唾、短气、舌苔白腻、脉沉弦或紧者。

099　天台乌药散（《医学发明》）

天台乌药并小茴　良姜青皮木香为
槟川同炒巴豆去　行气散寒疝痛没

天台乌药15克　茴香（炒）15克　高良姜（炒）15克　青皮（去白）15克　木香15克　槟榔15克　川楝子15克　巴豆15克

去巴豆，加酒适量，水煎服，用量按原方比例酌情增减。（原方八味，先将巴豆微打破，同楝子用麸炒，候黑色，去巴豆及麸不用，余研为细末，每服一钱，温酒送下。疼甚者，炒生姜，热酒下亦得。）

方中乌药、茴香共为主药，理气疏肝、散寒止痛；高良姜散寒止痛，青皮行气疏肝，木香行气止痛，均为辅药；槟榔下气导滞，川楝子与巴豆同炒，去巴豆而用川楝子，从而川楝子减少了寒性，又得巴豆油增强了行气破积作用，均为佐使药。诸药配伍，共奏行气疏肝、散寒止痛之功效，主治寒凝气滞（寒凝肝脉，气机阻滞）的小肠疝气痛，症见少腹痛引睾丸、舌淡苔白、脉沉迟或弦等。

100　橘核丸（《济生方》）

橘核丸善治阴疝　桃仁元胡木香楝
桂实朴通昆藻带　行气软坚偏颓散

橘核（炒）30克　桃仁（麸炒）30克　延胡索（炒去皮）30克　木香15克　川楝子（去皮炒）30克　桂心15克　枳实（麸炒）15克　厚朴（去皮姜汁炒）15克　木通15克　海藻（洗）30克　昆布（洗）30克　海带（洗）30克

水煎服，用量按原方比例酌减。（原方为细末，酒糊为丸，如桐子大，每服七十丸，空心温酒盐汤送下。）

方中各药大都直入厥阴肝经，橘核为主药，行气治疝；木香、川楝子入气分，行气止痛，桃仁、延胡索入血分，活血散结，均为辅药；桂心温肝肾散寒邪，枳实、厚朴破气分积滞，海藻、昆布、海带咸润软坚散结，木通通利下焦湿邪，共为佐药。诸药配伍，共奏行气止痛、软坚散结之功效，主治寒湿侵犯厥阴，以致肝经气血不和所致的㿗疝，症见睾丸肿胀偏坠，痛引脐腹，或坚硬如石，阴囊肿胀（持续），或渗黄水，甚则成痈溃烂等。

（二）降气

101 苏子降气汤（《太平惠民和剂局方》）

苏子降气并半夏　前厚肉桂顾上下
当归甘草姜枣薄　降逆平喘寒痰化

苏子9克　半夏（汤洗七次）9克　前胡（去皮）6克　厚朴（去粗皮，姜汁拌炒）6克　肉桂（去皮）2克　川当归6克　甘草（炙）4克

加生姜、大枣、薄荷，水煎服。

方中以苏子、半夏为主药，降气化痰、止咳平喘，厚朴下气平喘，前胡降气化痰，肉桂温肾纳气，均为辅药；川当归温通补虚、调畅胸膈，生姜和胃降逆，甘草补气止咳、调和诸药，共为佐使药。诸药配伍，共奏降气平喘、温化寒痰之功效，主治上实下虚（寒痰上壅于肺，肾阳虚不纳气）之痰涎壅盛、咳喘短气、胸膈满闷、舌苔白滑或白腻等。

102　定喘汤（《摄生众妙方》）

定喘白果与麻黄　杏苏款半草芩桑
哮喘外寒内痰热　定喘化痰肺宣降

白果9克　麻黄9克　杏仁5克　苏子6克　款冬花9克　半夏9克　黄芩5克　桑白皮9克　甘草3克

方中白果敛肺止咳、化痰平喘，麻黄解表散寒、宣肺定喘，二药一收一散，合用，既加强止咳平喘之效，又不致于耗散肺气，共为主药；杏仁、苏子、款冬花、半夏降气化痰，助平喘作用，均为辅药；黄芩、桑白皮共为佐药，清肺止咳平喘；甘草为使药，止咳化痰、调和诸药。诸药配伍，共奏宣降肺气、定喘化痰之功效，主治风寒外束，痰热内蕴所致的哮喘，症见痰多气急、痰稠色黄，或恶寒发热，舌苔黄腻，脉滑数等。

103　旋覆代赭汤（《伤寒论》）

仲景旋覆代赭汤　人参半夏甘枣姜
噫气不除心下痞　降逆化痰胃气彰

旋覆花9克　代赭石15克　人参（或党参）6克　半夏9克　甘草6克　大枣4枚　生姜9克

方中旋覆花降气消痰，代赭石降逆止呕，共为主药；人参补虚，半夏祛痰，共为辅药；甘草、大枣、生姜益气和中、调药，共为佐使药。诸药配伍，共奏降逆化痰、益气和胃之功效，主治胃虚气逆不降，痰浊内阻，症见心下痞鞕、噫气不除、反胃呕吐涎沫、舌苔白滑、脉弦而虚者。

104 橘皮竹茹汤（《金匮要略》）

橘皮竹茹出《金匮》 参姜甘枣益和胃
胃虚有热呃呕证 降止益清此方对

橘皮9克 竹茹9克 人参（或党参）3克 生姜9克 甘草6克 大枣5枚

方中橘皮理气和胃、降逆止呕，竹茹清胃止呕，共为主药；党参补虚，与橘皮行中有补，生姜止呕，与竹茹清中有温，共为辅药；甘草、大枣益气调药，共为佐使药。诸药配伍，共奏降逆止呕、益气清热之功效，主治久病体虚或吐下后，胃虚有热之胃虚夹热的呃逆呕吐，症见呃逆或呕哕、舌嫩红、脉虚数者。

105 丁香柿蒂汤（《症因脉治》）

丁香柿蒂共为主　人参补气益中辅
生姜温中降逆佐　寒散气行虚呃无

丁香6克　柿蒂6克　人参3克　生姜6克

方中丁香温中降逆，柿蒂降逆止呃，共为主药；人参为辅药，补气；生姜为佐药，温中。诸药配伍，共奏降逆止呕、益气温中之功效，主治胃气虚寒，失于和降所致的呃逆、呕吐、脘闷、胸痞、舌淡苔白、脉沉迟者。

九、理血剂

凡以理血药为主组成，具有调理血分的作用，治疗血病的方剂，统称理血剂。

（一）活血祛瘀

106 桃核承气汤（蓄血）（又名桃仁承气汤）（《伤寒论》）

桃核承气并大黄　桂枝芒硝甘草尝
专破下焦蓄血症　少腹急结自利狂

桃核（去皮尖）12克　大黄12克　桂枝6克　芒硝6克　炙甘草6克

方中桃仁破血祛瘀，大黄活血通络、泻热攻瘀，共为主药；桂枝通脉助桃仁，芒硝软坚助大黄，共为辅药；炙甘草补益安中，并调和诸药峻烈之性，为佐使药。诸药配伍，共奏破血下瘀之功效，主治下焦蓄血证，症见少腹急结、其人如狂、小便自利，甚或谵语烦渴、至夜发热，以及血瘀经闭、痛经、脉沉实或涩等。

107　血府逐瘀汤（头胸）（《医林改错》）

血府归芎赤红桃　牛膝引血下通调
柴桔壳地甘草等　头胸痛去乐逍遥

当归9克　川芎5克　赤芍6克　桃仁12克　红花9克　牛膝9克　柴胡3克　桔梗5克　枳壳6克　生地黄9克　甘草3克

此方是以桃红四物汤（生地黄替熟地黄，赤芍替白芍）加牛膝、柴胡、桔梗、枳壳、甘草组成。方中以当归、川芎、赤芍、桃仁、红花活血祛瘀，牛膝祛瘀通脉、并引瘀血下行，为主要组成部分；柴胡疏肝解郁、升达清阳，桔梗、枳壳开胸行气、使气行则血行；生地黄凉血清热，并配当归养血润燥使祛瘀而不伤阴血，甘草调和诸药，为方中次要部分。诸药配伍，共奏活血祛瘀、行气止痛之功效，主治头胸瘀血证，症见胸痛、头痛日久不愈，痛如针刺而有定处，或呃逆日久不止，或内热烦闷、心悸失眠、急躁易怒、入暮渐热，或舌质黯红、舌边有瘀斑，或舌面有瘀点、唇暗或两目暗黑、脉涩或弦紧。

附：《医林改错》活血逐瘀其余四方

通窍活血汤（头面）

《医林》通窍活血汤　赤芎桃红老葱姜
红枣麝香引黄酒　头面儿疳血痨方

赤芍3克、川芎3克、桃仁9克、红花9克、老葱3根（切碎）、生姜9克、大枣3枚、麝香0.15克（绢包）。黄酒半斤为引。

《医林改错》活血祛瘀五方皆以当归、川芎、桃仁、红花为基础药物，故均具有活血祛瘀止痛的基本作用。此方配有通阳开窍的老葱、生姜、麝香等，故又辛散开窍。诸药配伍，共奏活血通窍之功效。主治头面瘀阻，症见头痛昏晕、耳聋、脱发、面色青紫，以及妇女干血痨、小儿疳积、肌肉消瘦、腹大青筋、潮热，脑震荡后遗症等。

膈下逐瘀汤（膈下）

膈下芎归赤丹皮　红桃灵脂延胡及
香附乌药枳壳草　积块卧坠痛不移

川芎6克、当归9克、赤芍6克、丹皮6克、红花9克、桃仁9克、五灵脂6克、延胡索3克、香附4.5克、乌药6克、枳壳 4.5 克、甘草 9 克。

《医林改错》活血祛瘀五方皆以当归、川芎、桃仁、红花为基础药物，故均具有活血祛瘀的基本作用。此方配有疏肝行气止痛的香附、乌药、枳壳等，故又行气止痛。诸药配伍，共奏活血祛瘀、行气止痛之功效。主治瘀在膈下，症见形成积块，或小儿痞块，痛处不移，卧则腹坠者。

少腹逐瘀汤（少腹）

少腹茴香与干姜　延胡灵脂没芎当
蒲黄官桂赤芍药　瘀小腹侧妇人方

茴香 1.5 克、干姜 3 克、延胡索 3 克、五灵脂 6 克、没药 6 克、川芎 6 克、当归 9 克、蒲黄 9 克、官桂 3 克、赤芍 6 克。

《医林改错》活血祛瘀五方皆以当归、川芎、桃仁、红花为基础药物，故均有活血祛瘀的基本作用。此方配有温通下焦的小茴香、干姜、官桂，故又温通止痛。诸药配伍，共奏活血祛瘀、温经止痛之功效。主治少腹瘀血，症见积块疼痛或不痛，或痛而无积块，或少腹胀痛，或经期腰酸少腹胀，或月经不调，色或紫或黑，或有瘀块，或崩漏兼少腹疼痛等。

身痛逐瘀汤（全身）

身痛桃红芎归草　五香地牛羌秦没
气血痹阻经络证　周身肩胯腰腿活

桃仁 9 克、红花 9 克、川芎 6 克、当归 9 克、甘草 6 克、五灵脂 6 克、香附 3 克、地龙 6 克、牛膝 9 克、羌活 3 克、秦艽 3 克、没药 6 克。

《医林改错》活血祛瘀五方皆以当归、川芎、桃仁、红花为基础药物，故均有活血祛瘀的基本作用。此方配伍地龙、羌活、秦艽等，故又通络宣痹止痛。诸药配伍，共奏活血行气、祛瘀通络、通痹止痛之功效。主治气血闭阻经络，症见肩痛、腰痛、腿痛、或周身疼痛，经久不愈者。

108　复元活血汤（伤）（《医学发明》）

复元活血治跌打　痛不可忍瘀胁下
当归桃红穿山甲　大黄蒌根柴草嫁

当归 9 克　桃仁 9 克　红花 6 克　穿山甲（炮）6 克　大黄（酒浸）30 克　瓜蒌根 9 克　柴胡 15 克　甘草 6 克

方中当归、桃仁、红花、穿山甲活血祛瘀、消肿止痛，大黄祛瘀、引血下行，瓜蒌根解毒消肿，“续绝伤”（《本草经》），“消扑损瘀血”（《大明日华诸家本草》），柴胡疏肝行气，甘草缓急止痛并调和诸药。诸药配伍，共奏活血祛瘀、通络止痛之功效，主治跌打损伤、瘀留胁下、痛不可忍者。

109　七厘散（伤）（《良方集腋》）

七厘散是伤科方　血竭红花乳没香
麝香冰片朱砂茶　止痛止血散瘀当

血竭 30 克　红花 5 克　乳香 5 克　没药 5 克　麝香 0.4 克　冰片 0.4 克　朱砂 4 克　儿茶 7.5 克

方中血竭、红花活血祛瘀；乳香、没药祛瘀行气，消肿止痛；麝香、冰片善能走窜通络、行气活血，助散瘀止痛；朱砂镇心安神、解毒防腐；儿茶清热收敛止血。诸药配伍，共奏活血祛瘀、止痛止血之功效，主治跌打损伤，筋断骨折之瘀血肿痛，或刀伤出血等；是伤科常用方。

110　补阳还五汤（《医林改错》）

补阳还五黄芪重　归芎桃红赤地龙
治意在虚不在瘀　气旺血行络自通

黄芪 60 克　当归尾 6 克　川芎 3 克　桃仁 3 克　红花 3 克　赤芍 6 克　地龙 3 克

方中重用黄芪为主药，补气升阳；当归尾、川芎、赤芍、桃仁、红花、地龙共为辅药，活血通络。诸药配伍，共奏补气、活血、通络之功效，主治中风后遗症之半身不遂、口眼㖞斜、语言謇涩（是病之语言不顺利，而非口吃之謇涩的语言不顺利）、下肢痿废、小便频数，或遗尿不禁、苔白、脉缓。

此方针对正气亏虚，脉络瘀阻，筋脉肌肉失养所致之症，正如《黄帝内经·灵枢·刺节真邪篇》所说“虚邪偏容于身半，其入深者，内居荣卫，荣卫稍衰则真气去，邪气独留，发为偏枯”。故此方主要目的不在于祛瘀，而在于补虚通络，重用黄芪，取其力专性走，周行全身，并助推诸药力，使气旺血行，瘀去络通，诸症自可渐愈。

111　失笑散（《太平惠民和剂局方》）

失笑散治瘀血停　月经急痛恶不行
灵蒲等份醋酒冲　欣然失笑病已宁

五灵脂（酒研，淘去沙土）、蒲黄（炒香）各等分

共为细末，每服6克，以黄酒或醋冲服，也可水煎服，用量酌定。（原方先用酽醋调二钱，熬成膏，入水一盏，煎七分，食前热服。）

方中五灵脂、蒲黄活血祛瘀、通利血脉以止痛，黄酒或醋冲服，取其活血脉、行药力，以加强活血通脉止痛之效。二味药性平和，配伍共奏活血祛瘀、散结止痛之功，有推陈致新之效。

主治瘀血停滞，症见月经不调、少腹急痛、痛经、产后恶露不行等。古人经验，病人用此方药后，每在不知不觉中症状全无，禁不住欣然失笑，故名“失笑散”。

112 丹参饮（《医宗金鉴》）

丹参饮辅佐檀砂　气滞血瘀结中家
胃炎溃疡心绞痛　胰炎胁痛亦用它

丹参 30 克　檀香 5 克　砂仁 5 克

方中重用丹参为主药，活血化瘀；檀香、砂仁共为辅药，行气止痛。诸药配伍，共奏行气化瘀之功效，主治气血瘀滞，互结于中所致的胃脘疼痛（慢性胃炎、胃及十二指肠溃疡、胃神经官能症、心绞痛）；也用于慢性胰腺炎见胁肋刺痛、恶心纳呆属血瘀气滞者。

113 温经汤（《金匮要略》）

温经汤用萸桂芎　丹皮归胶芍麦冬
参草姜夏益胃气　生化有源助温功

吴茱萸 9 克　桂枝 6 克　川芎 6 克　丹皮 6 克　当归 9 克　阿胶 9 克　白芍 9 克　麦冬 9 克　人参 6 克　甘草 6 克　生姜 6 克　半夏 9 克

方中吴茱萸、桂枝温经散寒通脉；当归、川芎活血祛瘀，养血调经；阿胶、白芍、麦冬养血益阴；丹皮祛瘀通经退虚热；人参、甘草、生姜、半夏益气和胃，以资生化之源。诸药配伍，共奏温经散寒、养血祛瘀之功效，主治冲任虚寒，瘀血阻滞之月经不调，症见或前或后，或逾期不止，或一月再行、傍晚发热、手心烦热、唇口干燥，或小腹冷痛，或久不受孕等。

虚寒致瘀，治非可单用祛瘀所宜，当以温经散寒与养血祛瘀并用。温经散寒使血得温则行；养血义获瘀去而新生有源，又助温散之功。

114 生化汤（《傅青主女科》）

生化汤宜产后调　当归芎桃炮姜草
恶露不行少腹痛　血虚有寒此方好

当归 24 克　川芎 9 克　桃仁 6 克　炮干姜 2 克　炙甘草 2 克

方中重用当归为主药，补血活血、祛瘀生新；川芎活血行气，桃仁活血祛瘀，共为辅药；炮干姜温经散寒止痛，加黄酒同煎以温散助药，共为佐药；炙甘草调和诸药，为使药。诸药配伍，共奏活血化瘀、温经止痛之功效，主治产后恶露不行，小腹冷痛。证因瘀血内阻夹寒所致，治则瘀去新生，故名“生化”。

115 宫外孕方（山西医学院附属一院中西医结合治疗小组经验方）

宫外丹参赤芍桃　再加棱术称Ⅱ号
过期漏难突腹痛　自下及全压反跳

丹参 15 克　赤芍 15 克　桃仁 9 克，此为宫外孕 1 号方；再加三棱 1.5~6.0 克　莪术 1.5~6.0 克，为宫外孕 2 号方。

方中丹参、赤芍活血祛瘀、凉血止血，桃仁活血破瘀，共奏活血祛瘀，消癥止痛之功效。主治子宫外孕破裂证，症见月经过期、漏下不止、血色暗红、突发性剧烈腹痛，多自下腹部开始，有时可延及全腹部。腹部检查：有压痛、反跳痛和肌紧张，有时也可有移动性浊音或软硬不一的包块。2 号方加三棱、莪术活血行气、破瘀消癥，加大了活血祛瘀功效。

116 透脓散（《外科正宗》）

透脓散治毒成脓　气血不足难溃蒙
芪归甲刺加酒煎　芷蒡双芎入名同

生黄芪 12 克　穿山甲 3 克　皂角刺 5 克　皂刺 5 克

水（或加酒少许）煎服。（原方水二盅，煎一半，随病前后服，临入酒一杯亦可。）

方中用生黄芪为主药，益气托毒排脓；当归为辅药，养血活血；穿山甲活血通经、消肿排脓，皂刺消肿排脓，二药可直达病所，软坚溃脓，酒少许通经行瘀，助药力，共为佐使药。诸药配伍，共奏补气益血、托毒排脓之功效，对于痈疮已成，而因体虚不能速溃者，可以促进透脓速溃，对不能托毒化脓者，可以促其化脓。主治痈疡肿毒，内已成脓，不易外溃。

《医学心悟》加白芷、牛蒡子、双花、川芎，也称透脓散，兼有清热解毒及疏风散结的功效，适用于脓肿难溃且有热毒者。

（二）止血

117　十灰散（《十药神书》）

十灰散用十般灰　二蓟荷侧茅茜随
山栀大黄牡棕皮　凉血止血清降维

大蓟、小蓟、荷叶、侧柏叶、茅根、茜草根、山栀子、大黄、牡丹皮、棕榈皮各等分

各药烧存性，为末，藕汁或萝卜汁磨京墨适量，调服9克；亦可水煎服，用量按原方比例酌定。（原方各烧灰存性，研极细末，用纸包，碗盖于地上一夕，出火毒，用时先将白藕捣汁或萝卜汁磨京墨半碗，调服五钱，食后服下，调服。）

方中大蓟、小蓟、荷叶、茜草、侧柏叶、白茅根凉血止血；栀子清肝泻火；大黄泻热祛瘀，牡丹皮凉血祛瘀，用二药使止

血而不留瘀；棕榈皮收涩止血。诸药炒炭存性，加强了收涩止血作用；藕汁或萝卜汁磨京墨调服，加强了清热凉血作用。诸药配伍，以凉血止血为主，兼有清降及祛瘀，主治肝胃火盛，损伤血络，血热妄行所致的各种出血证，如呕血、咯血、衄血等。

118　四生丸（《妇人良方》）

四生荷柏与地黄　艾叶性温防过凉
凉血止血不留瘀　血热妄行可煎尝

生荷叶、生柏叶、生地黄、生艾叶各等分

水煎服，用量按原方比例酌定。（原方研，丸鸡子大，每服一丸，水煎服。）

方中生荷叶、生侧柏叶、生地黄清热凉血止血，生艾叶止血但性温，可防它药寒凉太过会有止血留瘀之弊。四药配伍，生用加强了凉血止血之力，共奏凉血止血之功效，主治血热妄行所致的吐血、衄血、咳血、咯血、血色鲜红、口干咽燥、舌红或绛、脉弦数有力者。

119 咳血方（《丹溪心法》）

咳血青黛并山栀　瓜蒌海粉诃子施
清肝宁肺止咳血　痰中带血肝火实

青黛6克　山栀子9克　瓜蒌仁9克　海粉（现多用海浮石）9克　诃子6克

水煎服。（原方为末，以蜜同姜汁为丸，噙化。）

方中青黛、山栀子为主药，清肝泻火、清心凉血（亦有实则泻其子之义）；瓜蒌仁、海浮石为辅药，清肺化痰；诃子为佐药，清热敛肺止咳。诸药配伍，共奏清肝宁肺、止咳止血之功效，主治肝火灼肺之咳痰带血证，症见咳嗽痰中带血、痰质浓稠、吐咯不爽、心烦口渴、颧赤便秘、舌苔黄、脉弦数。

120 槐花散（《本事方》）

槐花散止便血出　侧柏芥穗壳研服
风邪热毒壅肠胃　鲜血肠风暗脏毒

槐花（炒）、侧柏叶、荆芥穗、枳壳（麸炒）各等分

为细末，每服6克，开水或米汤调下，也可水煎作汤剂，用量按原方比例酌定。（原方细末，用清米饮调下二钱，空心食前服。）

方中槐花为主药，清肠凉血止血；侧柏叶助槐花凉血止血，荆芥穗疏风理血，共为辅药；枳壳为佐药，行气宽肠。诸药配伍，共奏清肠止血、疏风行气之功效，主治风邪热毒壅遏肠胃之肠风脏毒下血（鲜红者为肠风，紫暗者为脏毒），症见便血，血色鲜红或紫暗，或粪中带血，以及痔疮出血。

121　黄土汤（《金匮要略》）

黄土汤煎灶心土　术附地胶芩草煮
出血皆因脾不足　温阳健脾止中补

灶心土 60 克　白术 9 克　附子（炮）9 克　干地黄 9 克　阿胶 9 克　黄芩 9 克　甘草 9 克

方中以灶心黄土为主药，温中收涩止血；白术、附子共为辅药，温阳健脾，以统摄有权；干地黄、阿胶滋阴养血止血，并防诸温药耗血动血，黄芩清肠热并制约主药辛温燥性，共为佐药；甘草为使药，调中和药。诸药配伍，刚柔相济，温而不燥，温阳止血不伤阴；补而不腻，滋阴养血而不碍脾，配伍得宜，共奏温阳健脾、养血止血之功效。主治脾阳不足、脾不统血所致的各种出血，症见便血，以及吐血、衄血、妇人血崩、血色黯淡、四肢不温、面色萎黄、舌淡苔白、脉沉细无力者。

122　小蓟饮子（《济生方》）

小蓟藕蒲生地黄　滑竹木栀归草藏
利尿通淋凉止血　下焦热结血淋尝

小蓟15克　藕节9克　蒲黄（炒）9克　生地黄24克　滑石12克　淡竹叶6克　木通6克　山栀子（炒）9克　当归（酒浸）6克　炙甘草6克

方中小蓟、藕节、蒲黄、生地黄皆能凉血止血，兼能祛瘀，使止血而不留瘀；滑石、竹叶、木通利湿通淋，导热外出；山栀子清三焦之火，引热下行；当归养血和血，引血归经；生地黄能养阴以防利尿伤阴；甘草缓急止痛，调和诸药。诸药配伍，共奏凉血止血、利尿通淋之功效，主治瘀热结于下焦所致的下焦热结证，症见血淋尿血、小便频数、赤涩热痛、舌红、苔薄白、脉数等。

123　胶艾汤（《金匮要略》）

胶艾四物甘草成　养血止血安胎经
淋漓不止经量多　冲任虚损致漏崩

阿胶6克　艾叶9克　四物汤（干地黄12克　当归9克　芍药12克　川芎9克）　甘草9克　（干地黄原书无分量，此据《千金方》所加）

水煎去渣，入阿胶溶化，温服。（原方七味，以水五升，清酒三升合煮，取三升，去滓，内胶令消尽，温服一升，日三服，不差，更作。）

方中阿胶补血止血，艾叶暖宫（温经）止血，二者为调经安胎及治疗崩漏、胎漏的要药；四物汤（地、归、芍、芎）补血调经；甘草配阿胶善于止血、配芍药缓急止痛。原方有清酒同煮，宣行药力。诸药配伍，共奏养血止血、调经安胎之功效，主治因冲任虚损（冲为血海，任主胞胎）所致的崩漏、月经过多、淋漓不止、产后或流产损伤冲任、下血不绝、或妊娠下血、腹中疼痛者。

十、治风剂

凡以辛散疏风或滋潜熄风的药物为主组成，具有疏散风邪或平熄内风的作用，以治疗风病的方剂，叫作治风剂。

（一）疏散外风

124　消风散（《医宗金鉴》）

消风荆防牛蒡蝉　苍术苦参木通煎
石知归地麻仁草　风湿痒疹津水安

荆芥3克　防风3克　牛蒡子（炒研）3克　蝉蜕3克　苍术（炒）3克　苦参3克　木通2克　石膏（煅）3克　知母3克　当归3克　生地黄3克　胡麻仁3克　甘草（生）2克

水煎服，空腹服。（原方水二盅，煎八分，食远服。）

方中荆芥、防风、牛蒡子、蝉蜕解表祛风；苍术散风祛湿，苦参清热燥湿，木通清热利湿，共治湿热相搏之津水流溢；石膏、知母清热泻火，当归和营活血，生地黄清热凉血，胡麻仁养血润燥，共疗风毒内蕴之气血壅滞，郁而化热的皮疹色红；生甘草清热解毒、和中调药。诸药配伍，共奏疏风清热、除湿止痒之功效，主治风毒之邪侵袭人体，与湿热相搏，内不能外泄，外不能透达，郁于肌肤腠理之间所致的湿疹、风疹。症见皮肤疹出色红、瘙痒、抓破后渗出津水、舌苔白或黄、脉浮数有力等。

125　川芎茶调散（《太平惠民和剂局方》）

川芎茶调芎芷羌　细辛荆薄甘草防
风邪头风痛能疏　清茶调下制法详

川芎 120 克　白芷 60 克　羌活 60 克　细辛 30 克　荆芥（去梗）120 克　薄荷叶 240 克　防风 45 克　甘草 6 克

共为细末，每服 6 克，每日二次，清茶调下。亦可水煎服，用量按原方比例酌减。（原方为细末，每服二钱，食后清茶调下。）

方中川芎善治少阳、厥阴经头痛（头两侧、头顶痛），白芷善治阳明经头痛（前额痛），羌活善治太阳经头痛（后头痛牵连颈），三者共为主药；细辛、荆芥、薄荷、防风辛散上行，疏风解表，助增主药疏风止痛之力，共为辅药；甘草调和诸药，清茶苦寒清上降下，兼制诸药温燥、升散之性，使升中有降，均为佐使药。诸药配伍，共奏疏风止痛之功效，主治外感风邪头痛。症见偏正头痛、巅顶作痛，或见恶寒发热、目眩鼻塞、舌苔薄白、脉浮者。

126　牵正散（《杨氏家藏方》）

牵正白附僵蚕全　研末 3 克热酒添
头面经络风痰阻　口眼㖞斜证面瘫

白附子、僵蚕、全蝎（去毒）各等分

共为细末，每服3克，热酒送下。亦可水煎服，用量按原方比例酌情增减。

方中白附子祛风化痰、解痉，善祛头面之风；僵蚕疏风化痰、止痉，祛络中之风；全蝎为熄风止搐要药；热酒调服助药势直达头面病所。诸药配伍，共奏祛风化痰之功效，主治中风面瘫，口眼㖞斜，甚或面部肌肉抽动。

中风之证，有中经络、中脏腑之别。此方风痰阻于头面经络而设。足阳明之脉挟口环唇，足太阳之脉起于目内眦，阳明内蓄痰浊，太阳外中于风，风痰阻于头面经络则经隧不利，筋肉失养，故见口眼㖞斜，甚或面部肌肉抽动。

127　玉真散（《外科正宗》）

玉真白附天南星　羌防芷麻熄风痉
热酒童便使通络　破伤风散抽搐定

白附子、天南星、羌活、防风、白芷、天麻各等分

水煎服，用量按原方比例酌情增减。（原方为末，每服二钱，热酒一盅调服，更敷患处。若牙关紧闭、腰背反张者，每服三钱，用热童便送服，虽内有瘀血亦愈。）

方中白附子、天南星为主药，祛风化痰，定痛止痉；羌活、防风、白芷助主药疏散经络中之风邪，导邪外出，天麻助主药

熄风定惊，共为辅佐药；热酒或童便为使药，疏通经络。诸药配伍，共奏祛风化痰、定搐止痉之功效，主治破伤风，症见牙关紧急、口撮唇紧、身体强直、角弓反张、脉弦紧，诸症可图缓解。

128　活络丹（又名小活络丹）（《太平惠民和剂局方》）

活络丹制川草乌　制天南星乳没图
使以地龙陈酒引　搜风除湿痰瘀逐

制川乌 180 克　制草乌 180 克　制天南星 180 克　乳香 66 克　没药 66 克　地龙 180 克

为丸，每丸 6 克，每次一丸，每日一二次，空腹用陈酒或温开水送服。（原方为细末，入研药和匀酒面糊为丸，如梧桐子大，每服二十丸，空心，日午冷酒送下，荆芥茶下亦得。）

方中川乌、草乌共为主药，温经通络，搜风破寒，散络中风寒湿邪；南星为辅药，燥湿活络，祛络中痰，并能祛风；乳香、没药为佐药，行气活血，化络中瘀血，并能止痛；使以地龙通经活络，陈酒助引药势直达病所。诸药配伍，共奏温经活络、搜风除湿、祛痰逐瘀之功效，主治：①中风手足不仁，日久不愈，经络中有湿痰死血，而见腿、臂间一二点作痛。②风寒湿邪留滞经络，肢体筋脉挛痛、屈伸不利，或疼痛游走不定。

（二）平熄内风

129　镇肝熄风汤（《医学衷中参西录》）

镇肝熄风膝并赭　龙牡龟玄冬芍合
陈蒿川楝麦芽草　气血逆乱类中泊

怀牛膝 30 克　生赭石 30 克　生龙骨 15 克　生牡蛎 15 克　生龟板 15 克　玄参 15 克　天冬 15 克　生杭芍 15 克　茵陈蒿 6 克　川楝子 6 克　生麦芽 6 克　甘草 4 克

方中重用怀牛膝引血下行，折其阳亢，并能滋养肝肾，生赭石降气镇逆，并能平肝潜阳，共为主药；生龙骨、生牡蛎潜阳降逆，生龟板、玄参、天冬、生杭芍养阴熄风，共为辅药；茵陈蒿、川楝子、生麦芽清肝行气化滞，甘草调和诸药，并配麦芽和胃以减少方中金石药物碍胃，共为佐使药。诸药配伍，共奏镇肝熄风之功效，主治肝肾阴虚，肝阳上亢，肝风内动，气血逆乱并走于上所致的类中风，症见头目眩晕、目胀耳鸣，或脑中热痛、心中烦热、面色如醉、时常噫气，或肢体渐觉不利、口眼渐形㖞斜，甚或眩晕颠仆、昏不知人、移时始醒，或醒后不能复原、脉弦长有力者。

130　大定风珠（《温病条辨》）

定风鸡黄并阿胶　地黄麦冬生白芍
龟鳖牡味草麻仁　热灼真阴虚风摇

生鸡子黄二枚(生)　阿胶9克　干地黄18克　麦冬18克(连心)　生白芍18克　生龟板12克　鳖甲12克　生牡蛎12克　五味子6克　炙甘草12克　麻仁6克

水煎去渣，再入鸡子黄搅匀，温服。(原方水八杯，煮取三杯，去渣，再入鸡子黄，搅令相得，分三次服。)

方中鸡子黄、阿胶共为主药，滋养阴液以熄内风；地黄、麦冬、生白芍共为辅药，滋阴柔肝；生龟板、鳖甲、生牡蛎育阴潜阳，五味子、炙甘草酸甘化阴且安中，麻仁养阴润燥，均为佐使药。诸药配伍，共奏滋阴熄风之功效，主治温邪久羁，灼伤真阴，或因误汗，或因妄攻，重伤真阴所致的虚火内动，症见神倦瘛疭、脉气虚弱、舌降苔少、时时欲脱者。

131　地黄饮子（刘河间《医学六书》）

地黄饮子并山萸　补阳苁肉附巴戟
麦斛味菖远茯具　薄荷姜枣使少许

干地黄12克　山萸肉15克　肉苁蓉(酒浸焙)15克　肉

桂 15 克　附子（炮）15 克　巴戟（去心）15 克　麦冬（去心）15 克　石斛 15 克　五味子 15 克　菖蒲 15 克　远志（去心）15 克　白茯苓 15 克

加生姜、大枣、薄荷，水煎服，用量按原方比例酌情增减。（原方为末，每服三钱，水一盏半，生姜五片，枣一枚，薄荷同煎至八分，不计时候。）

方中干地黄、山茱萸共为主药，滋补肾阴；肉苁蓉、肉桂、附子、巴戟共为辅药，温壮肾阳；麦冬、石斛、五味子滋阴敛液，菖蒲、远志、白茯苓开窍化痰并交通心肾，均为佐药；少许薄荷利咽，姜、枣和中，均为使药。诸药配伍，共奏滋肾阴、补肾阳、开窍化痰之功效，主治下元虚衰，虚火上炎，火动痰生所致的瘖痱证，症见舌强不能言、足废不能用、口干不欲饮、舌苔浮腻、脉沉迟细弱者。

十一、治燥剂

凡用苦辛温润或甘凉滋润的药物为主组成，具有轻宣燥邪或滋养润燥等作用，以治疗燥证的方剂，统称治燥剂。

（一）轻宣外燥

132　杏苏散（《温病条辨》）

杏苏散辅前梗壳　半橘茯苓姜甘枣
凉燥外袭肺不宣　轻宣宣肺化痰好

杏仁 9 克　苏叶 9 克　前胡 9 克　桔梗 6 克　枳壳 9 克　半夏 9 克　橘皮 6 克　茯苓 9 克　甘草 3 克　生姜 3 片　大枣（去核）3 枚（原方未著用法）

水煎服。（用法用量根据病情酌定。）

方中杏仁苦温而润，宣肺止咳除痰，苏叶辛温发汗，使凉燥从表而解，二者共为主药；前胡疏风降气，助主药清宣达表除痰，桔梗、枳壳一升一降，理肺气、止咳痰，共为辅药；半夏、橘皮、茯苓理气健脾、除湿化痰，共为佐药；甘草、生姜、大枣和中化痰、调和营卫、调和诸药，共为使药。诸药配伍，共奏轻宣肺燥、宣肺化痰之功效，主治凉燥外袭、肺气不宣、痰湿内阻所致外感凉燥证，症见头微痛、恶寒无汗、咳嗽痰稀、鼻塞嗌塞、苔白、脉弦者。

133 桑杏汤（《温病条辨》）

桑杏汤豉沙梨皮　佐使象贝栀子皮
温燥外袭肺阴伤　轻宣凉润肺金宜

桑叶 6 克　杏仁 9 克　淡豆豉 6 克　沙参 12 克　梨皮 6 克　象贝 6 克　栀子皮 6 克

方中桑叶清宣燥热，杏仁降气止咳，共为主药；淡豆豉宣肺解表，沙参、梨皮润肺生津，共为辅药；象贝止咳化痰，栀子皮清泄上焦肺热，共为佐药。诸药配伍，共奏清宣燥热、凉润肺金之功效，主治温燥外袭、肺阴受灼所致的外感温燥证，症见头痛身热、口渴、干咳无痰，或痰少而黏、舌红、苔薄白而燥、脉浮数者。

134 清燥救肺汤（《医门法律》）

清燥救肺桑并膏　胡麻麦冬及阿胶
参杏杷叶合甘草　滋润肃降温燥消

桑叶 9 克　石膏 15 克　胡麻仁 3 克　麦冬 4 克　阿胶 3 克　人参 2 克　杏仁 2 克　批把叶 6 克　甘草 3 克

方中桑叶宣肺燥，石膏清肺热，共为主药，以治病源；胡麻仁、麦冬、阿胶养阴润肺，共为辅药；人参、甘草益气生津，杏仁、枇杷叶泄肺润燥，四味共为佐药；甘草又调和诸药，为使。诸药配伍，共奏滋润肺阴虚燥、肃降肺气膹郁，即清燥润肺之功效，主治温燥伤肺，气阴两伤所致的温燥伤肺证，症见头痛、身热、干咳无痰、气逆而喘、咽喉干燥、鼻燥、口渴、心烦、舌干无苔者。

（二）滋润内燥

135　养阴清肺汤（《重楼玉钥》）

养阴清肺地并玄　麦芍丹贝薄草煎

素虚感毒发白喉　解毒加减疗扁咽

生地黄 9 克　玄参 6 克　麦冬 6 克　白芍（炒）3 克　丹皮 3 克　贝母 6 克　薄荷 2 克　生甘草 2 克

方中生地黄、玄参共为主药，养阴润燥，清肺解毒；麦冬、白芍养阴清肺润燥，丹皮凉血解毒消肿，共为辅药；贝母润肺止咳、清热化痰，薄荷宣肺利咽，共为佐药；生甘草泻火解毒、调和诸药，为使药。诸药配伍，共奏养阴清肺解毒之功效，主治平素体质阴虚蕴热，复感疫毒，灼伤津液，热毒熏蒸于上所致的白喉，症见喉间起白斑点如腐，不易拭去，咽喉肿痛发热，鼻干唇燥，或咳或不咳，呼吸有声，似喘非喘，脉数者。以此方加减，可用治扁桃体炎、咽喉炎、鼻咽癌等属阴虚者。

136　百合固金汤（《医方集解》赵蕺庵方）

百合固金二地黄　麦玄归芍贝桔藏
甘草调和并利咽　肺肾得养虚火降

百合 3 克　生地黄 6 克　熟地黄 9 克　麦冬 5 克　玄参 2 克　当归 3 克　芍药（炒）3 克　贝母 3 克　桔梗 2 克　生甘草 3 克

方中百合养阴润肺止咳，生地黄、熟地黄清热滋阴，共为主药，滋养肺肾；麦冬助百合，玄参助二地，共为辅药；当归、白芍养血和阴，贝母、桔梗清肺化痰止咳，共为佐药；生甘草解毒利咽，止咳调药，为使药。诸药配伍，使阴液充足，肺肾得养，虚火自降，共奏养阴清热、润肺止咳之功效，主治肺肾阴亏、虚火上炎，症见咽喉燥痛、咳嗽气喘、痰中带血、手足烦热、舌红少苔、脉细数者。

137　麦门冬汤（《金匮要略》）

麦门冬汤治肺痿　参草枣粳半夏配
生草为辅又为使　生津降逆源在胃

麦冬35克　人参5克　生甘草3克　大枣4枚　粳米5克　半夏5克

方中重用麦冬为主药，清肺胃虚热，养阴；人参、生甘草、大枣、粳米共为辅药，补脾养胃，生津益阴，使上养于肺；半夏为佐药，燥湿化痰，降逆下气；生甘草为使药，清热利咽，并能调和诸药。诸药配伍，使阴津复、虚火降、痰涎化、气逆止，即奏益胃生津、降逆下气功效，主治有虚热，胃津不足，气火上逆的病位在肺，其源在胃之肺痿证，症见咳唾涎沫、气喘短气、口燥咽干、舌干红少苔、脉虚数者。

138　增液汤（《温病条辨》）

增液玄参麦生地　润燥通便养阴剂
无水之舟重用功　存得津液有生机

玄参30克　麦冬24克　细生地24克

方中重用玄参为主药，滋阴清热；麦冬滋阴润燥，细生地养阴清热，共为辅药。三药配伍，共奏增液润燥之功效，主治阳明温病，热结阴亏（热结阳明，须分虚实，实者应大承气汤），津液不足，症见大便秘结、口干、舌红干、脉细稍数或沉而无力者。此主治之严重津伤不足便秘者，原书此方比喻为“无水舟停”，并指出本方“非重用不为功”“不便，再作服”“存得一分津液，便有一分生机”之意义。

十二、治痰剂

凡以祛痰药为主组成，具有排除或消解痰涎作用，以治疗各种痰病的方剂，统称祛痰剂。

（一）治风化痰

139　止嗽散（《医学心悟》）

止嗽紫白百陈皮　荆芥桔梗甘草齐
风邪犯肺需疏宣　重在止咳化痰及

紫菀（蒸）960 克　白前（蒸）960 克　百部（蒸）960 克　陈皮（去白）480 克　荆芥 960 克　桔梗（炒）960 克　甘草（炒）360 克

散剂，每服 6~9 克，亦可水煎服，用量按原方比例酌减。（原方共为末，每服三钱，开水调下，食后、临卧服。初感风寒，生姜汤调下。）

方中紫菀、白前、百部、陈皮理气化痰止咳；荆芥、桔梗疏风宣肺；甘草调和诸药，并与桔梗同用清热利咽。诸药配伍，重在止咳化痰，兼有疏风宣肺，故名止嗽散。主治风邪犯肺，症见咳嗽咽痒、微有恶风发热、舌苔薄白等。

140 半夏白术天麻汤（《医学心悟》）

半夏白术天麻汤　二陈汤加白天方
半天风痰眩痛要　橘红佐使甘枣姜

半夏9克　天麻6克　白术9克　茯苓6克　橘红6克　甘草2克

（原方生姜一片、大枣二枚，水煎服。）

本方即二陈汤加白术、天麻而成。方中半夏燥湿化痰，天麻熄风除眩，二者均为治风痰眩晕头痛要药，故《脾胃论》认为“足太阴痰厥头痛，非半夏不能疗，眼黑头旋，风虚内作，非天麻不能除”，故二者为本方主药；白术、茯苓共为辅药，健脾祛湿，以治生痰之源；橘红理气化痰，甘草、生姜、大枣和中调药，共为佐使药。诸药配伍，共奏化痰熄风、健脾祛湿之功效，主治风痰所致的眩晕、头痛、兼见胸膈痞闷、舌苔白腻、脉滑数等。

（二）清热化痰

141　清气化痰丸（《医方考》）

清气化痰主胆南　芩蒌陈实苓杏半
清热化痰理顺气　痰热内结咳黄痰

胆南星45克　黄芩30克　瓜蒌仁30克　陈皮30克　枳实30克　茯苓30克　杏仁30克　半夏45克

丸剂，每服6~9克，白水送下，亦可水煎服，用量按原方比例酌减。（原方用姜汁为丸，每服二至三钱，温开水送下。）

方中胆南星为主药，清热化痰；黄芩、瓜蒌仁清热化痰，枳实、陈皮下气消痰，共为辅药；茯苓健脾利湿，杏仁宣肺下气，半夏燥湿化痰，共为佐药。诸药配伍，共奏清热化痰、理气止咳之功效，主治痰热内结于肺，症见咳嗽痰黄、黏稠难咯、胸膈痞满，甚则气急呕恶、舌质红、苔黄腻、脉滑数。

142　小陷胸汤（《伤寒论》）

小陷胸汤蒌实先　辅连佐半清降兼
消痰热结开气郁　清热涤痰胸痞宽

瓜蒌实 30 克　黄连 6 克　半夏 9 克

方中以瓜蒌实为主药，清热化痰、下气宽胸；黄连为辅药，清热泻火燥湿；半夏为佐药，降逆消痰，散结除痞。三药配伍，共奏清热化痰、宽胸散结之功效，主治痰热互结伤寒表证误下，邪热内陷，与痰热互结于心下，致成小陷胸证，症见胸脘痞闷、按之则痛、吐痰黄稠、舌苔黄腻、脉浮滑或滑数。

143　滚痰丸（《丹溪心法附余》王隐君方）

滚痰礞石隐君方　大黄黄芩使沉香
降实火逐老顽痰　癫狂昏眩痞闷康

礞石 30 克（捶碎用焰硝 30 克，放入小砂罐内盖之，铁线缚定，盐泥固济，晒干，火煅红，候冷取出。）　大黄（酒蒸）240 克　黄芩（酒洗净）240 克　沉香 15 克

水泛小丸，每服 6~9 克，日二次，温开水送下。（原方为细末，水泛丸，如梧桐子大，每服四五十丸，量虚实加减，临卧，食后，清茶或温水送下。）

方中礞石为主药，药性燥悍，与硝石同煅，可攻逐陈积伏匿之痰；大黄为辅药，荡涤实热、泻火通便；黄芩为佐药，清热泻火燥湿；沉香为使药，降气导药。诸药配伍，共奏降火逐痰功效，主治实热老痰，发为癫狂惊悸，或怔忡昏迷，或咳喘痰稠，或胸脘痞闷，或眩晕痰多，大便秘结、舌苔黄厚而腻、脉滑数有力等。

144　消瘰丸（《医学心悟》）

消瘰丸贝牡蛎玄　消痰软坚降火炎
肝火灼津凝聚结　瘰疬痰核瘿瘤源

贝母（去心，蒸）10 克　牡蛎（煅剉碎）10 克　玄参（蒸）10 克

蜜丸，每服 9 克，日 2~3 次。亦可水煎服，用量按原方比例酌减。（原方共为末，炼蜜为丸，每服三钱，开水下，日二服。）

方中贝母消痰散结，牡蛎软坚散结，玄参滋阴降火。三药配伍，共奏清热化痰、软坚散结之功效，主治因肝肾阴亏，肝火郁结，灼津为痰，痰火凝聚而成的瘰疬、痰核、瘿瘤，症见咽干、舌红、脉弦滑等。

（三）燥湿化痰

145　二陈汤（《太平惠民和剂局方》）

二陈半陈陈久善　理气调中燥湿痰
兴肺开阖劫先聚　茯苓乌姜甘草全

半夏（汤洗七次）9克　陈皮（橘红）9克　白茯苓6克　甘草3克

加生姜5片、乌梅1个，水煎服。（原方为粗散，每服四钱，用水一盏，生姜7片，乌梅1个，同煎六分，去滓，热服，不拘时候。）

方中“二陈”是指所用的半夏、陈皮二药以陈久者为良。半夏为主药，燥湿化痰，且能和胃降逆止呕；辅以陈皮理气燥湿，使气顺痰消；茯苓健脾渗湿，俾湿无所聚，痰无由生，兼顾其本，生姜温肺化痰，并制半夏之毒，及助半夏、陈皮消痰，少许乌梅收敛肺气，与半夏相用，有散有收，相反相成，既可兴肺开阖，又有欲劫之而先聚之之意，均为佐药；甘草为使药，调和诸药，并止咳化痰。诸药配伍，共奏燥湿化痰、理气和中之功效，主治痰湿咳嗽，症见咳嗽痰多色白、胸膈胀满、恶心呕吐、头眩心悸、舌苔白润、脉滑。

146 温胆汤

温胆备急千金要　夏茹实皮姜和草
燥湿化痰清热烦　胆虚痰热不眠扰

半夏9克　竹茹9克　枳实6克　橘皮6克　生姜3片　甘草3克

方中半夏燥湿化痰；竹茹清热化痰；枳实化痰除痞；橘皮理气化痰；生姜温肺化痰；甘草补虚化痰。诸药配伍，共奏燥湿化痰、清热除烦之功效，主治胆虚、痰热上扰虚烦不眠症。

肝主魂，即主精神情绪。肝功舒畅条达，则精神饱满、情绪豪壮，肝实则烦躁易怒、情绪冲动，肝虚则虚烦不眠、情绪低落。肝胆相照（照应），胆不泄则肝热，肝不疏则胆寒。

今胆虚，又湿热生痰乘虚反侮或乘肝，肝郁不疏，胆更虚寒。痰热去则肝疏，肝疏则胆温，肝胆疏泄，烦扰方除，故方名“温胆”。

（四）润燥化痰

147　贝母瓜蒌散（《医学心悟》）

贝母瓜蒌散润燥　花茯橘桔佐使药
清热润肺理气痰　肺经燥痰难咯掉

贝母 5 克　瓜蒌 3 克　天花粉 2 克　茯苓 2 克　橘红 2 克　桔梗 2 克

方中贝母为主药，清热润肺，化痰止咳；瓜蒌为辅药，清热化痰，润燥散结；天花粉清热泻火、润燥止咳，茯苓、橘红健脾利湿、理气化痰，桔梗宣肺利气，共为佐使药。诸药配伍，共奏润肺清热、理气化痰之功效，使肺阴得润而燥痰可除，清肃有权，咳逆可止。主治肺阴不足，虚火烁津而成的肺有燥痰，症见咯痰不利、咽喉干燥哽痛、上气喘促等。

（五）温化寒痰

148　苓甘五味姜辛汤（《金匮要略》）

苓甘五味姜辛汤　仲景《金匮要略》方
姜主辛苓辅味佐　寒饮内停温化当

干姜9克　细辛6克　茯苓12克　五味子6克　甘草6克

苓甘五味姜辛汤，是张仲景《金匮要略》中方。方中以干姜为主药，既温肺散寒以化饮，又温运脾阳以化湿；细辛温肺化饮，茯苓健脾渗湿，共为辅药；五味子为佐药，敛肺止咳，并与细辛组合有散有收，使散不伤正、收不留邪；甘草为使药，和中调药。诸药配伍，共奏温肺化饮之功效，主治阳虚阴盛，水饮内停所致的寒饮内停，症见咳嗽痰稀、喜唾、胸满呕逆、舌苔白滑等。

149　三子养亲汤（《韩氏医通》）

三子养亲芥苏莱　温化降气消食怀
老人中虚失运湿　食少痰多苔腻白

白芥子 6 克　苏子 9 克　莱菔子 9 克

方中白芥子温肺化痰、利气宽胸；苏子降气化痰、止咳平喘；莱菔子消食导滞、降气化痰。三药配合，共奏降气消食、温化痰饮之功效，主治老年中虚，运化失常，湿聚成痰的咳嗽喘逆证，症见咳嗽喘逆、食少难消、舌苔白腻、脉滑等。

十三、安神剂

凡用重镇安神，或滋养心神的药物为主组成，具有安神作用，以治疗神志不安疾患的方剂，统称安神剂。

（一）重镇安神

150 朱砂安神丸（又名安神丸）（《医学发明》）

朱砂安神并黄连　归地炙草无佐言
烦乱怔忡胸中热　兀兀欲吐梦失眠

朱砂 15 克　黄连 18 克　当归 8 克　生地黄 8 克　炙甘草 16 克

为丸，每服 6~9 克，睡前开水送下；亦可水煎服，用量按原方比例酌情增减，水飞朱砂，药汤送服。（原方四味为细末，另研朱砂，水飞如尘阴干，为衣，汤浸蒸饼为丸，如黍米大，每服十五丸，津唾咽之食后。）

方中朱砂重镇安神，又性寒清心，黄连清热泻心，共为主药；当归、生地黄共为辅药，养血滋阴；炙甘草为使药，和中调药；方中没有佐药。诸药配伍，共奏镇心安神、清热养血之功效，主治心火上炎，灼伤阴血，心失所养所致的心神烦乱、怔忡、兀兀（不爽利）欲吐、胸中气乱而热、失眠多梦、舌红、脉细数等。

151　磁朱丸（原名神曲丸）（《备急千金要方》）

磁朱重镇摄浮阳　交融水火精气强
曲蜜和中不碍胃　惊聋昏花癫痫长

磁石 60 克　朱砂 30 克　六曲 120 克

共研末，炼蜜为小丸，每服 6 克，每日二次，开水送服。（原方为末，炼蜜为丸，如梧子大，饮服三丸，每日三次。）

方中磁石重镇安神，入肾益阴潜阳；朱砂重镇安神，入心清热摄阳；六曲消食和胃，蜂蜜补中调药，二者但利于药物运行，还皆有防范金石药物伤胃碍气之弊。诸药配伍，共奏重镇安神、潜阳明目之功效，主治肾精不足、心阳偏亢所致心肾不交，症见心悸失眠、耳鸣耳聋、视物昏花等。

因本方重镇安神，又磁石还入肝经平肝潜阳，还可用治癫痫。

（二）滋养安神

152 酸枣仁汤（《金匮要略》）

酸枣仁汤安神好　川芎茯苓知母草
虚劳虚烦不得眠　养血清热无惊扰

酸枣仁 18 克　川芎 3 克　茯苓 6 克　知母 6 克　生甘草 3 克

方中酸枣仁为主药，养肝血、安心神；川芎活血行气，条达气机，与酸枣仁合用，一收一散，相反相成，能更好发挥养血安神效果，茯苓健脾宁心，协助酸枣仁养血安神，知母养阴清热除烦，共为辅佐药；生甘草为使药，清热除烦、补虚和药。诸药配伍，共奏养血安神、清热除烦之功效，主治肝血不足，阴虚内热，上扰心神，症见虚劳虚烦不得眠、心悸盗汗、头目眩晕、咽干口燥、脉弦或细数等。

153　天王补心丹（《摄生秘剖》）

补心丹用生地黄　玄参二冬丹参当
参苓柏枣远五味　桔梗载药朱衣裳

生地黄120克　玄参15克　天冬30克　麦冬30克　丹参15克　当归身30克　人参15克　白茯苓15克　柏子仁30克　酸枣仁30克　远志15克　五味子30克　桔梗15克（朱砂为衣）

为末，炼蜜为小丸，朱砂为衣，每服9克，温开水送下。亦可水煎服，用量按原方比例酌减。（原方上药为末，炼蜜丸如梧子大，朱砂三五钱为衣，空心白滚汤下三钱，或圆眼汤俱佳。忌胡荽、大蒜、萝卜、鱼腥、烧酒。）

方中重用生地黄为主药，滋阴清热，使心神不为虚火所扰；玄参、天冬、麦冬助生地黄滋阴清热，丹参、当归身补血养心，使心血足而神自安，人参、白茯苓补气安神，柏子仁、远志宁心安神，五味子、酸枣仁敛阴益气安神，共为佐使药；桔梗辛宣助药上行，朱砂为衣协同诸药安神，均为使药。诸药配伍，共奏滋阴清热、养血安神之功效，主治心肾不足，阴亏血少，心失所养，症见虚烦心悸、睡眠不安、精神衰疲、梦遗健忘、不耐思虑、大便干燥、口舌生疮、舌红少苔、脉细而数等。

154 甘草小麦大枣汤(又名甘麦大枣汤)(《金匮要略》)

《金匮》甘麦大枣汤　麦甘大枣顺序彰
情志失常脏躁症　养心安神和缓方

小麦 18 克　甘草 9 克　大枣 5 克

方出《金匮要略》，又名甘麦大枣汤。方中小麦为主药，养心阴而安心神，《黄帝内经》云："心病者，宜食麦。"；甘草为辅药，和中缓急；大枣为使药，补气润燥调药。三药合用，共奏养心安神，和中缓急之功效，主治思虑过度，脏阴不足，心阴受损，不恋心神，神不守舍之情志病——脏躁证，症见精神恍惚、时常悲伤欲哭、不能自主、心中烦乱、睡眠不安，甚则言行失常、呵欠频作、舌红少苔、脉细数。

十四、开窍剂

凡以芳香开窍药物为主组成，具有通关开窍作用，以治疗窍闭神昏之证的方剂，统称开窍剂。

（一）凉开

（适用于温邪热毒内陷心包之热闭证）

155　安宫牛黄丸（《温病条辨》）

安宫牛黄犀角麝　连芩栀子雄黄豁
郁冰朱珍金箔蜜　最凉解毒清心热

牛黄 30 克　犀角 30 克　麝香 7.5 克　黄连 30 克　黄芩 30 克　山栀子 30 克　雄黄 30 克　郁金 30 克　冰片 7.5 克　朱砂 30 克　珍珠 15 克　（蜂蜜为丸、金箔衣）

共为极细末，炼蜜为丸，每丸 3 克，金箔为衣（现有不用者），每服一丸。（原方上药为极细末，炼蜜为丸，每丸一钱，金箔为衣，蜡护。脉虚者人参汤下；脉实者银花、薄荷汤下，每服一丸。兼治飞尸卒厥、五痫中恶、大人小儿痉厥之因于热者。大人病重体实者，日再服，甚至日三服；小儿服半丸，不知，再服半丸。）

方中牛黄清心解毒、豁痰开窍，犀角清心、凉血、解毒，麝香开窍醒神，三味共为主药；黄连、黄芩、山栀子清热泻火，助牛黄、犀角泻心包之火，雄黄助牛黄豁痰解毒，共为辅药；郁金、冰片芳香去秽，通窍开闭，助牛黄内透包络，朱砂、珍珠、金箔镇心安神，蜂蜜和中调药。诸药配伍，共奏清热解毒、豁痰开窍之功效，主治温热病，热邪内陷心包，痰热壅闭心窍，症见高热烦躁、神昏谵语，或舌蹇肢厥；以及中风窍闭、小儿惊厥属痰热内闭者。

本方与紫雪丹、至宝丹一起被称为治疗温病的“凉开三宝”，三方比较，本方性最凉，主清心包之热毒。

156　紫雪丹（原名紫雪）（《太平惠民和剂局方》）

紫雪石滑寒犀羚　麝玄升草朱黄青
磁丁沉朴硝石共　次凉最强是解痉

石膏 1500 克　滑石 1500 克　寒水石 1500 克　羚羊角 500 克　犀角 500 克　麝香 38 克　玄参 500 克　升麻 500 克　甘草（炒）240 克　朱砂 90 克　磁石 1500 克　黄金 3000 克　青木香 500 克　丁香 30 克　沉香 500 克　朴硝 5000 克　硝石 930 克

散剂，每服 0.9~1.5 克，每日 1~2 次，冷开水调下。（原方以寒水石、磁石、滑石、石膏捣碎，加入黄金，水一斛，煮至四斗，去滓，入下项。犀角屑、羚羊角屑、青木香、沉香、玄参、升麻、甘草、丁香，以上八味，入药汁中再煮，取一斗五升，去滓，入下项。朴硝、硝石，以上二味，入药汁中，微火上煎，柳木篦搅不住手，候有七升，投入木盆中，半日欲凝，入下项。麝香、朱砂，以上二味，入前药中搅调令匀，寒之二日。药成霜雪紫色，每服一钱或二钱，用冷水调下。大人小儿临时以意加减，食后服。）

方中石膏、滑石、寒水石甘寒清热，并用羚羊角清肝熄风解痉厥，犀角清心解毒热，麝香芳香开心窍，均为方中主要部分；玄参清热养阴，升麻、甘草清热解毒，朱砂、磁石、黄金重镇安神，青木香、丁香、沉香行气开闭，朴硝、硝石泄热散结，均为方中辅助部分。诸药配伍，共奏清热解毒、镇痉开窍之功效，主治温热病，热邪炽盛，内陷心包，扰乱心神，症见高热烦躁、神昏谵语、痉厥、口渴唇焦、尿赤便闭，以及小儿热盛痉厥。

本方与安宫牛黄丸、至宝丹一起被称为“凉开三宝”，三方比较，本方凉性次于安宫牛黄丸，但最强功能是解痉。

157　至宝丹（《太平惠民和剂局方》）

至宝麝冰安息香　犀角牛黄玳雄黄
朱砂琥珀金银箔　凉镇又次化浊长

麝香 0.3 克　冰片（研）0.3 克　安息香 4.5 克（为末，以无灰酒搅澄飞过，约得净数一两，慢火熬成膏，一两半。）犀角屑 30 克　牛黄（研）30 克　玳瑁（研）15 克　雄黄（研、飞）30 克　朱砂（研、飞）30 克　琥珀（研）30 克　金箔 50 片（半入药，半为衣）　银箔（研）50 克

为丸，每丸 3 克，每服一丸，研碎开水和服，小儿半丸。（原方研末为丸，如梧桐子大，用人参汤化下三至五丸。）

方中麝香、冰片、安息香共为主药，辟秽化浊，豁痰开窍；

犀角、牛黄、玳瑁清热解毒，雄黄劫痰解毒，共为辅药；朱砂、琥珀、金箔、银箔镇心安神，共为佐使药。诸药配伍，共奏化浊开窍、清热解毒之功效，主治热邪内扰，痰浊蒙闭心包之中暑、中恶（感触秽浊之气，忽然昏倒，气闷欲绝）、中风及温病因痰浊内闭之神昏不语、痰盛气粗、身热烦躁、舌红、苔黄垢腻、脉滑数，以及小儿惊厥属于痰浊内闭者。

本方与安宫牛黄丸、紫雪丹一起被称为“凉开三宝”，三方比较，本方的凉性又次于安宫牛黄丸，镇痉作用次于紫雪丹，其功能是长于化浊。

158 回春丹（《广州钱树田验方》）

回春牛天麝贝胆　藤麻蝎蚕朱军半
陈白枳木沉檀甘　开窍清定急惊痰

牛黄 12 克　天竺黄 38 克　川贝母 38 克　胆南星 60 克　麝香 12 克　钩藤 240 克　天麻 38 克　全蝎 38 克　僵蚕 38 克　朱砂适量　大黄 60 克　陈皮 38 克　法半夏 38 克　白豆蔻 38 克　枳壳 38 克　木香 38 克　沉香 38 克　檀香 38 克　甘草 26 克

为小丸，每丸重 0.09 克，周岁以下，每次一丸，1~2 岁，每次二丸，每日 2~3 次。

方中牛黄清心解毒，豁痰定惊，天竺黄、川贝母、胆南星清热化痰，麝香芳香开窍，共为方中主要部分；钩藤、天麻、全蝎、僵蚕熄风镇痉，朱砂镇惊安神，大黄清热导滞，陈皮、法半夏行气化痰和胃，白豆蔻、枳壳、木香、沉香、檀香调理气机，甘草清热调药，共为方中辅助部分。诸药配伍，共奏清热化痰、开窍定惊之功效，主治痰热壅盛，痰热蒙蔽心窍所致的小儿急惊，症见发热气喘、烦躁神昏，或反胃呕吐、夜啼吐乳、腹痛泄泻，或满口痰涎、喉间痰鸣等。

（二）温开

159　苏合香丸（《太平惠民和剂局方》）

苏合麝沉丁檀香　安青冰乳十种香
荜犀朱术诃子配　温开寒痰闭证瘴

苏合香油 30 克（入安息香膏内）　麝香（研）60 克　沉香 60 克　丁香 60 克　檀香 60 克　香附（炒去毛）60 克　安息香（别为末，用无灰酒一升熬膏）60 克　青木香 60 克　冰片（龙脑香）（研）30 克　乳香（熏陆香）（别研）30 克　荜拨 60 克　犀角屑 60 克　朱砂（研水飞）60 克　白术 60 克　诃子（煨去皮）60 克

炼蜜成丸，每丸重 3 克，每服一丸，温开水送下，小儿用量酌减。（原方上为细末，入研药匀，用安息香膏并白蜜和剂，每服旋丸如梧桐子大，早朝取井华水，温冷任意，化服四丸，老人、小儿可服一丸，温酒化服亦得。）

方中集结了苏合香、麝香、沉香、丁香、檀香、香附、安息香、青木香、龙脑香、熏陆香十种香药，芳香开窍，行气解郁，散寒化浊，舒畅脏腑气血；荜拨助诸香散寒、止痛、开郁，犀角解毒定惊，朱砂镇心安神，白术健脾渗湿，煨诃子利咽开音，并酸涩敛气防诸香辛散太过耗伤正气。诸药配伍，共奏温通开窍、行气化浊之功效，主治：①中风，症见突然昏倒、牙关紧闭、不省人事；②感触秽恶之气，症见胸腹满痛而冷、痰壅气闭、或突然昏迷；③时疫霍乱，症见腹痛胸痞、欲吐泻不得，甚则昏迷。

160　通关散（《丹溪心法附余》）

通关牙皂合细辛　等分研末取嚏喷
中恶客忤或痰厥　气机逆乱口噤昏

猪牙皂、细辛各等分

研极细末，和匀，吹少许入鼻中取嚏。

方中皂角辛温祛痰开窍，细辛辛温宣通鼻窍，二者合用，共奏通关开窍之功效，主治中恶客忤或痰厥，症见猝然口噤气塞、人事不省、牙关紧闭、痰涎壅盛，属闭证、实证者。

（昏厥之因有气、血、痰、食之分，按性质分为闭、脱两类，其病机不同。本方主治昏厥，是气机运行突然逆乱，或挟痰上壅，闭塞清窍之闭证实证。“急则治其标”，需取嚏通关。因肺主一身之气，肺气塞，则诸窍皆闭。取得喷嚏，则肺气宣通，气机畅通，诸窍随开，神志清醒。）

十五、补虚剂

根据《黄帝内经·素问·阴阳应象大论》“虚则补之”“损者益之”“形不足者，温之以气”“精不足者，补之以味”的基本原则而立法，用补益药为主组成，具有补益作用，以治疗各种虚证的方剂，统称补益剂。其属“八法”中的“补法”。

（一）补气

161　四君子汤（《太平惠民和剂局方》）

四君子汤中和义　参术茯苓甘草比
食少便溏形羸瘦　补气健脾养胃宜

人参 12 克　白术 9 克　茯苓 9 克　炙甘草 4.5 克

精气生化之本在脾胃，健脾和中是补气关键。方中以大补元气的人参为主药，补精气之本脾、益气之主肺；白术为辅药，益气健脾，并燥湿防湿碍脾；茯苓为佐药，渗湿健脾；炙甘草为使药，补气调药。四药配伍，主、辅、佐、使分明，共奏健脾益气之功效，主治脾虚、运化乏力、精气生化不足之气虚证，症见面色萎白、四肢无力、语言轻微、不思饮食、肠鸣泄泻、吐逆，或大便溏软、舌质淡、苔薄白、脉虚软无力等。

162 参苓白术散（《太平惠民和剂局方》）

参苓白术散方珍　参山莲子肉为君
苓术苡扁草砂梗　益气渗湿养全身

人参1000克　山药1000克　莲子肉500克　茯苓（炒）1000克　白术100克　薏苡仁500克　白扁豆750克（姜汁泡去皮微炒）炙甘草1000克　缩砂仁500克　桔梗（炒至深黄色）500克

为细末，每服6克，枣汤调下，小儿量岁数加减服。或为丸剂吞服。也可水煎服，用量按原方比例酌减。（原方为细末，每服二钱，枣汤调下，小儿量岁数加减服。）

方中人参、山药、莲子肉共为主药，益气健脾，和胃止泻；茯苓、白术、薏苡仁、白扁豆共为辅药，渗湿健脾；炙甘草益气和中，砂仁和胃醒脾、利气宽胸，共为佐药；桔梗为使药，宣肺利气、助药上行以（肺）布精。诸药配伍，共奏益气健脾、渗湿和胃之功效，主治因脾虚挟湿，症见四肢无力、形体虚羸、饮食不化，或吐或泻、胸脘痞塞、面色萎黄、苔白腻、脉虚缓者。

163　补中益气汤（《脾胃论》）

补中益气黄芪尊　人参炙草术归陈
调补升阳疗下陷　芪得升柴用更神

黄芪15克　人参10克　炙甘草5克　白术10克　当归10克　陈皮6克　升麻3克　柴胡3克

方中以黄芪为主药，补中益气，升阳固表止汗；人参、炙甘草、白术共为辅药，益气健脾；陈皮理气和胃，当归养血益气，少量升麻、柴胡升阳提陷，并助主药黄芪升阳之力，共为佐药。诸药配伍，共奏调补脾胃、益气升阳之功效，主治脾胃气虚，症见身热有汗、头痛恶寒、渴喜热饮、少气懒言，或饮食无味、四肢乏力、舌质淡、苔白、脉虚软无力，以及脱肛、子宫脱垂、久泻久痢等证属中气虚脏器下陷者。

164　生脉散（原名生脉饮）（《内外伤寒辨惑论》）

生脉散原生脉饮　补气生津主人参
辅以麦冬五味子　一补一清一敛阴

人参10克　麦冬15克　五味子（打碎）6克

生脉散原名生脉饮。方中以人参为主药，补益肺脾、益气生津；麦冬养肺胃阴、清热生津，五味子益肺心肾、敛汗生津，共为辅药。三药配合，一补，一清，一敛，使气复津回，汗止阴存，共成益气生津、敛阴止汗之功效，主治热伤气阴、气阴不足，症见体倦气短懒言、口渴多汗、脉虚弱，及久咳伤肺、气阴两伤、干咳短气、自汗者。

（二）补血

165　四物汤（《太平惠民和剂局方》）

四物地归与芍芎　滋补和活在其中

营血虚滞不荣养　血家百病此方宗

地黄 15 克　当归 10 克　芍药 10 克　川芎 6 克

此处为补血四物。方中熟地黄甘温滋阴养血填精，为主药；当归补血养肝、和血调经，为辅药；芍药和营养血柔肝，为佐药；川芎活血行滞，并引药入肝，为使药。四药合用，补中有通，补而不滞，使营血养复，周行无阻，共成补血调血之功效，主治营血虚滞，肝失所养，症见惊惕头晕、目眩耳鸣、唇爪无华，妇人月经量少或经闭不行、脐腹作痛、舌质淡、脉弦细或细涩等。

四物汤素有补血四物、活血四物、凉血四物之名之用，即补血地黄用熟、芍药用白；活血地黄用干、芍药用赤；凉血地黄用生、芍药用白。血家诸病，以养为主，血不充足，百病从生。故血之病皆可以此四物为基础方，随寒热虚实而变通，加减使用。

166　当归补血汤（《内外伤辨惑论》）

东垣当归补血汤　芪归二味即成方
阳生阴长气血旺　病在发热因内伤

黄芪 30 克　当归 6 克

当归补血汤出自金代李杲（李东垣）的《内外伤辨惑论》，只有黄芪、当归二味药就成为方剂。方中重用黄芪大补肺脾之气，以滋生气血之源；当归养血和营。二药配伍，阳消阴长，气旺血生，共奏补气生血之功效，主治因劳倦内伤，气弱血虚。症见肌热面赤、烦渴欲饮、脉洪大而虚、重按无力，以及妇人经期、产后血虚发热、头痛，或疮疡溃后，久不愈合者。

167　归脾汤（《济生方》）

归脾参芪归龙眼　白术木香茯神远
枣仁甘草姜枣使　健脾养心悸怔缓

人参 12 克　黄芪 12 克　当归 10 克　龙眼肉 10 克　白术 9

克 木香5克 茯神10克 远志10克 酸枣仁10克 甘草5克

加生姜6克 大枣3枚，水煎服。

方中人参、黄芪为主药，补肺脾心气；当归、龙眼肉为辅药，养血和营，助主药养血；白术、木香健脾理气，茯神、远志、酸枣仁养心安神，共为佐药；甘草、生姜、大枣共为使药，和胃调药、补气养血。诸药配伍，共奏益气养血、健脾养心之功效，主治思虑过度，劳伤心脾，气血两虚，症见心悸怔忡、健忘失眠、多梦易惊、发热、体倦食少、面色萎黄、舌质淡苔薄白、脉细弱，以及妇人月经超前、量多色淡，或经血淋漓不止者。

（三）气血双补

168 八珍汤（《正体类要》）

八珍四君四物合 二君四臣草芎佐
调和脾胃姜枣使 统治气血两虚者

人参6克 熟地黄9克 茯苓10克 白术9克 当归（酒拌）10克 白芍10克 炙甘草3克 川芎6克

加生姜6克、大枣三枚，水煎服。

八珍汤即四君子汤、四物汤合用之剂。方中人参、熟地黄共为主药，益气养血；茯苓、白术健脾燥湿益气，当归、白芍养血和营补血，四药共为辅药；炙甘草补气，川芎活血，共为佐药；生姜、大枣共为使药，调和脾胃（之气）。合以气血双补，成平补气血之功效，主治病后失调，或失血过多，气血不足。症见面色苍白或萎黄、头晕目眩、四肢倦怠、气短懒言、心悸怔忡、食欲不振、舌质淡苔薄白、脉细弱或虚大无力等属气血两虚者。

169　炙甘草汤（又名复脉汤）（《伤寒论》）

炙甘草汤参枣外　麦地麻胶桂姜在
益心气而养心血　振心阳且复血脉

炙甘草 12 克　人参 6 克　大枣 10 枚　生地黄 30 克　麦冬 10 克　麻仁 20 克　阿胶 6 克　桂枝 10 克　生姜 10 克

水煎服。（原方九味，以清酒七升，水八升，先煎八味，取三升，去滓，内胶烊消尽，温服一升，日三服。）

方中以炙甘草为主药，益气养心；人参、大枣补气益脾养心，生地黄、麦冬、阿胶滋阴养血、清热除烦，为辅药；麻仁润燥通便，桂枝、生姜、（或加酒）温阳通脉、和中行药，共为佐使药。诸药配伍，益心气、养心血、振心阳、复血脉，即成益气养血、滋阴复脉之功效，主治气血虚少，症见虚羸少气、心悸心慌、虚烦失眠、大便干结、舌质淡红少苔、脉结代或虚数者。

（四）补阴

170　六味地黄丸（原名地黄丸）（《小儿药证直诀》）

地八山山四　苓泽丹皮三
补而不留邪　滋阴相火安

熟地黄 24 克（八钱）　山萸肉 12 克（四钱）　山药 12 克（四钱）　茯苓 9 克（三钱）　泽泻 9 克（三钱）　丹皮 9 克（三钱）

（古代一钱相当于现代 3 克）

研细末，炼蜜为丸，每服 6~9 克，每日 2~3 次，温开水或淡盐汤送服。也可以水煎服，用量按原方比例酌定。（原方为末，炼蜜丸如梧子大，空心、温水化下三丸。）

原名地黄丸，熟地黄为主，用药六味，今又名六味地黄丸。方中重用熟地黄为主药，滋肾填精；辅药以山萸肉养肝肾而涩精，山药益脾阴而固精，与主药并补三阴，为此方补的一面；茯苓渗湿健脾，助山药补脾，泽泻渗湿泄热，防熟地黄滋腻，丹皮清泻肝火，制山萸肉之温，共为佐使药，为此方泻的一面。诸药配伍，是滋补而不留邪，降泄而不伤正，补中有泻，寓泻于补，相辅相成，成通补开合之剂，但总为滋阴补肾之功效。

主治真阴亏损，虚火上扰，症见（骨髓不充的）腰膝痠软无力、（脑髓不足的）头晕目眩、耳鸣耳聋、（相火内扰的）盗汗、遗精，余如消渴、骨蒸潮热、手足心热、牙齿动摇、小便淋沥、舌红、脉沉细数等阴虚内热症象。

171　左归饮（《景岳全书》）

左归饮用熟地黄　茱枸苓草山药藏
养阴补肾益肝脾　纯甘壮水之剂良

熟地黄 8~50 克　山茱萸 5 克　枸杞子 6 克　茯苓 6 克　炙甘草 3 克　山药 6 克

方中重用熟地黄为主药，滋阴益精；山茱萸、枸杞子为辅药，补肝肾、益精血；茯苓渗湿健脾并防主药滋腻太过，山药健脾肺肾、补气益阴，共为佐药；炙甘草补气调药，为使药。诸药配伍，共奏滋阴补肾、养肝益脾之功效。主治真阴不足，症见腰痠遗泄、盗汗、口燥咽干、口渴欲饮、舌光红、脉细数者。

本方与六味地黄丸略有不同，六味地黄丸是寓泻于补，适用于阴虚火旺之证；本方则为纯甘壮水之剂，适用于真阴虚而火不旺者，故不用泽泻、丹皮之清泄。

172　一贯煎（《柳州医话》）

一贯煎中用生地　沙麦当归与枸杞
少佐川楝泄肝气　肝肾阴虚胁痛及

生地黄 30 克　北沙参 10 克　麦冬 10 克　当归 10 克　枸杞子 12 克　川楝子 5 克

方中重用生地黄为主药，滋阴养血以补肝肾；北沙参、麦冬、当归、枸杞子共为辅药，益阴养血而柔肝，助主药；少量川楝子，虽味苦性燥，但配入大量甘寒养阴药中，则不嫌其伤津，反而能疏泄肝气，为佐使药。诸药配伍，共奏滋养肝肾、疏肝理气之功效。主治肝肾阴亏、肝气不舒，症见胸脘胁痛、吞酸吐苦、咽干口燥、舌红少津、脉细弱或虚弦，以及疝气瘕聚等。

173　大补阴丸（原名大补丸）（《丹溪心法》）

大补阴丸是妙方　滋阴降火效力彰
熟地知柏猪髓蜜　龟板滋阴又潜阳

熟地黄（酒蒸）180 克　龟板（酥炙）180 克　黄柏（炒）120 克　知母（酒浸炒）120 克

为末，猪脊髓蒸熟，炼蜜为小丸，每服 6~9 克，早晚各一次。也可以饮片水煎服，用量按原方比例酌减。

方中用熟地黄、龟板滋阴潜阳以制虚火，黄柏、知母清泄相火以保真阴，四药合用，滋阴清热，填精气、保阴液，更以猪脊髓、蜂蜜血肉甘润之品助补津液，诸味配伍，共奏滋阴降火之功效。主治肝肾阴虚，虚火上炎。真阴不足，相火偏旺，症见骨蒸潮热、盗汗、或烦热易饥、足膝疼热、舌红少苔、尺脉数而有力；相火上炎，伤肺血络，症见咳嗽、咯血、吐血等。

174　虎潜丸（《丹溪心法》）

虎潜滋阴强筋骨　柏地龟板芍知母
虎骨锁姜陈脾健　肝肾热除壮腿足

黄柏 150 克（酒炒）　熟地黄 60 克　龟板 120 克（酒炙）　白芍 60 克　知母 30 克（酒炒）　虎骨 60 克（或它骨可代）　锁阳 45 克　干姜 15 克　陈皮 60 克

研末，蜜丸，每丸重 9 克，每次一丸，日服二次，但盐汤或温开水送下。亦可水煎服，用量按原方比例酌减。

方中以黄柏清热泻火；熟地黄、龟板、知母、白芍滋阴养血，补肝益肾，同黄柏合用，使黄柏泻火燥湿而不伤阴，诸补阴药滋养而不滞腻；更以虎骨强筋壮骨，锁阳温阳益精，干姜、陈皮温中理气，使诸药补而不滞。诸药配伍，共奏滋阴降火、强壮筋骨之功效，主治肝肾有热、阴血不足，症见腰膝酸楚、筋骨瘦弱、步履不便、舌红少苔、脉细弱者。

（五）补阳

175 肾气丸（《金匮要略》）

《金匮》肾气治肾虚　干地怀药及山萸
苓泽丹皮附桂予　水中救火在温徐

干地黄 240 克　山萸肉 120 克　山药 120 克　附子 30 克　桂枝 30 克　茯苓 90 克　泽泻 90 克　丹皮 90 克

为末，炼蜜为小丸，每服 6~9 克，每日 1~2 次，开水或淡盐汤送下。也可水煎服，用量按原方比例酌减。

方中干地黄为主药，滋阴补肾；山茱萸、山药补肝脾、益精血，少量附子、桂枝温肾通阳，意在微微生火，以鼓舞肾气，即“少火生气”之义，故方名“肾气”，共为辅药；茯苓、泽泻渗湿健脾、协助肾阳，丹皮调肝缓急，共为佐药。诸药配伍，共奏温补肾阳之效。主治肾阳不足，症见腰痛脚软、下半身常有凉感、少腹拘急、烦热不得卧而反倚息、小便不利或小便反多、舌质淡而胖、脉虚弱尺部沉微，以及痰饮、消渴、脚气等。

柯韵伯：“命门之火，乃水中之阳。夫水体本静，而川流不息者，气之动、火之用也，非指有形者言也。然火少则生气，火壮则食气，故火不可亢，亦不可衰。”

本方补阳与补阴药并用，如《景岳全书》之“善补阳者，必阴中求阳，则阳得阴助而生化无穷”。阴中求阳，如水中救火，需徐徐温养，微微生火。

176　右归饮（《景岳全书》）

右归饮能补元阳　熟地滋阴中求阳
附桂山枸山仲草　益火消阴不格阳

熟地黄 8~50 克　制附子 7 克　肉桂 4 克　山萸肉 3 克　枸杞子 6 克　山药 6 克　杜仲 6 克　甘草 5 克

方中熟地黄为主药，甘温滋肾填精，阴中求阳（阴阳互根）；制附子、肉桂温肾祛寒，山萸肉、枸杞子滋养肝肾，山药、甘草补气养脾，杜仲补肝肾、强筋骨，共为辅佐药。诸药配伍，共奏温肾填精（培补元阳）之功效。主治肾阳亏乏、阴寒内盛，症见气怯神疲、腹痛腰酸肢冷、舌淡苔白、脉沉细，或阴盛格阳、真寒假热之证。培补元阳，即“益火之源，以消阴翳”之用。

附：右归丸

右归丸，乃右归饮去甘草，加菟丝子、鹿角胶、当归（便溏勿用）而成。温补肾阳、填精止遗。

十六、固涩剂

根据《黄帝内经·素问·至真要大论》“散者收之”，《伤寒明理论》“涩可固脱”的基本理论原则而立法，由收涩药为主组成，用以治疗气血精液耗散、滑脱等证的方剂，统称固涩剂。

（一）固表止汗

177　牡蛎散（《太平惠民和剂局方》）

牡蛎散治卫不固　自汗盗汗皆所属
辅以黄芪麻黄根　佐以小麦心得补

牡蛎（煅）、黄芪、麻黄根各30克

为粗散，每服9克，浮小麦30克水煎服。也可直接加小麦30克水煎服，用量按原方比例酌减。（原方三味为粗散，每服三钱，水一盏半，小麦百余粒同煎至八分，去渣热服，日二服，不拘时候。）

方中牡蛎为主药，潜阳敛汗、镇心安神；黄芪固表止汗，麻黄根止汗，共为辅药；浮小麦为佐药，养心阴、清心热。诸药配伍，共奏益气固表、敛阴止汗，即收汗固表之功效。主治卫气不固，又复心阳不潜，症见自汗、夜卧更甚、心悸惊惕、短气烦倦、舌质淡红、脉细弱者。

178　玉屏风散（《世医得效方》）

玉屏风散芪术防　益气固表止汗良
补中有疏散寓补　气虚自汗在卫阳

黄芪 180 克　白术 60 克　防风 60 克

研末，每日二次，每次 6~9 克，开水送服。亦可水煎服，用量按原方比例酌减。

方中黄芪为主药，益气固表止汗；白术为辅药补气并健脾助气血之源，气旺血充，则卫表健固，自汗止；防风为佐药，疏散表邪，合黄芪，使固表而不留邪，散邪而不伤正，即补中有疏，散中寓补之意。诸药配伍，共奏益气固表止汗之功效。主治气虚卫阳不固之自汗，症见自汗恶风、面色皖白、苔质淡、苔薄白、脉浮虚软，及体虚易感风邪者。

179　当归六黄汤（《兰室秘藏》）

当归六黄二地黄　芩柏连等倍芪良
阴虚火扰盗汗证　滋阴清热腠理强

当归、生地黄、熟地黄、黄连、黄芩、黄柏（各等分），黄芪（加一倍）

为粗末，每服 15 克，水煎服。亦可水煎服，用量按原方比例酌情增减。

当归六黄汤，即当归合以上六味名称带黄字的药味组成的汤方。方中当归、生地黄、熟地黄共为主药，养血增液、育阴清火；黄连、黄芩、黄柏共为辅药，清热泻火除烦，助主药清热，以利养血育阴；黄芪为佐药，益气固表止汗，和当归、熟地黄益气养血，气血充则腠理致密而汗不易泄，合芩、柏、连三黄成扶正泄火，使火不内扰，则阴液内守而汗止。诸药配伍，共奏滋阴清热、固表止汗之功效，主治阴虚有热，阴液为火蒸而外出，发为盗汗，症见发热盗汗、面赤口干、心烦唇燥、大便干结、小便黄赤、舌红、脉数等。

（二）涩精止遗

180　桑螵蛸散（《本草衍义》）

桑螵蛸主同龙骨　辅参茯神远菖蒲
佐以当归和龟板　调补心肾遗尿无

桑螵蛸、龙骨、人参、茯神、远志、菖蒲、当归、龟板（醋炙）各等分

研末，每次6克，白水冲服。亦可水煎服，用量按原方比例酌情增减。

方中桑螵蛸补肾固精止遗，龙骨涩精安神，共为主药；人参、茯神、菖蒲、远志共为辅药，益气安神定志，交通心肾；当归、龟板共为佐药，养血滋阴，合主药育阴填精，合辅药调补气血。诸药配伍，共奏调补心肾、固精止遗之功效，主治心肾两虚，神不自养、肾不摄纳，症见小便频数、或遗尿滑精、心神恍惚、健忘、舌淡苔白、脉细弱等。

181　金锁固精丸（《医方集解》）

固精丸以潼蒺藜　莲芡龙牡及莲须
固肾涩精顾标本　肾气不固精关虚

潼蒺藜（沙苑蒺藜）（炒）60 克　芡实（蒸）60 克　龙骨（酥炙）30 克　牡蛎（煅）30 克　莲须 60 克

以莲子粉糊丸，每服 9 克，空腹淡盐汤送服。亦可加入莲子肉水煎服，用量按原方比例酌减。

方中沙苑蒺藜为主药，补肾益精止遗；莲子、芡实共为辅药，补肾涩精、益气宁心；龙骨（平）、牡蛎（微寒）、莲须（平）共为佐药，平肝潜阳、涩精止遗。诸药配伍，标本兼顾，共奏固肾涩精之功效，主治遗精。肾虚精关不固之滑泄，或肝火旺则相火内炽之有梦而遗。其他症见神疲乏力、四肢酸软、腰痛耳鸣、舌淡苔白、脉细弱等。

（三）涩肠固脱

182 真人养脏汤（《太平惠民和剂局方》）

真人养脏参白术　肉蔻桂诃罂粟属
当归白芍木香草　久泻脾肾要温补

人参 18 克　白术（焙）18 克　肉豆蔻 15 克　肉桂 18 克　诃子皮 36 克　罂粟壳（蜜炙）108 克　当归 18 克　白芍 48 克　木香 42 克　甘草（炙）24 克

为粗末，每服 6 克，水煎饭前服。亦可水煎服，用量按原方比例酌减。

方中以人参、白术为主药，益气健脾；肉豆蔻、肉桂温肾暖脾，诃子皮、罂粟壳涩肠止泻，共为辅药；当归、白芍养血和营，木香醒脾理气，共为佐药；甘草为使药，补气和中、缓急调药。诸药配伍，共奏温中补虚、涩肠止泻之功效。主治泻痢日久、脾肾虚寒，症见大便滑脱不禁、腹痛喜按喜温、倦怠食少、舌质淡苔白、脉沉迟等。

久泻久痢之证，脾肾虚损，治需温养已伤之脏气，故名“养脏汤”。

183　桃花汤（《伤寒论》）

桃花汤用赤石脂　干姜粳米辅佐使
久痢不愈便脓血　涩肠止泻功在此

赤石脂24克（一半全用，一半筛末）　干姜6克　粳米30克

水煎服。（原方三味，以水煎煮米令熟，去渣，温服，内赤石脂末（需细见原书），日三服，若一服愈，余勿服。）

方中以赤石脂为主药，涩肠固脱；干姜为辅药温中散寒；粳米为佐使药，养胃和中，助赤石脂、干姜以厚肠胃。诸药配伍，共奏涩肠止泻之功效，主治久痢不愈，症见下痢脓血、色暗不鲜、腹痛喜按喜温、舌质淡苔白、脉迟弱或微细者。

《伤寒论》："少阴病，下利便脓血者，桃花汤主之。"乃久泻久痢脾阳虚而致脾肾阳衰，以致下焦不能固摄。本方以涩肠温中为主，并无少阴肾经之药，故对脾肾俱虚者，则力嫌不足。然泻痢得止，脾阳得复，肾阳亦还。

184　四神丸（《证治准绳》）

四神故纸吴茱萸　肉蔻五味姜枣需
四一二二八百枚　温肾暖脾五更居

破故纸120克（四两）　吴茱萸30克（一两）　肉豆蔻60

克（二两） 五味子 60 克（二两）

为末。水适量，姜 240 克（八两）、大枣一百枚同煮，待枣熟时，去姜取枣肉，和为丸，每服 6~12 克，临睡时淡盐汤或白开水送下。亦可水煎服，用量按原方比例酌减。（原方为末，生姜八两，红枣一百枚煮熟取枣肉和末，丸如桐子大，每服五七十丸，空心或食前，白汤送下。）

方中破故纸为主药，补命门火、温养脾肾；吴茱萸温中散寒，肉豆蔻温脾涩肠，共为辅药，与主药相配，温阳涩肠之力相得益彰；五味子酸敛温肾、涩肠止泻，生姜温胃散寒，大枣补脾和中，共为佐使药。诸药配伍，共奏温肾、暖脾、止泻之功效，主治脾肾虚寒。症见五更泄泻、不思饮食、食谷不化，或腹痛、腰酸肢冷、神疲乏力、舌质淡苔薄白、脉沉迟无力。

（四）固崩止带

185 固冲汤（《医学衷中参西录》）

固冲汤主黄芪术　山萸白芍共煎服
龙牡海棕五倍茜　益气固冲标本图

黄芪 18 克 白术 30 克 山萸肉 24 克 白芍 12 克 龙骨（煅，捣细）24 克 牡蛎（煅，捣细）24 克 海螵蛸 12 克 棕榈炭 6 克 五倍子 1.5 克（轧细，药汁送服） 茜草 9 克方中生黄芪、白术为主药，补气健脾、固冲摄血；山萸肉、白芍为辅药，补益肝肾，并敛阴养血；煅龙骨、煅牡蛎、海螵蛸、棕榈炭、五倍子收敛固涩以止血，茜草祛瘀止血、止血而不留瘀，共为佐药。诸药配伍，共奏益气健脾、固冲摄血之功效，标本兼顾。主治脾气虚弱、冲脉（血海）不固，症见血崩或月经过多、色淡质稀、心悸气短、舌质淡、脉细弱或虚大者。

186　完带汤（《傅青主女科》）

完带术药参共主　苍术陈皮车前辅
柴胡白芍芥穗草　肝脾同治虚带除

白术（土炒）30克　山药（炒）30克　人参6克　苍术9克　陈皮2克　车前子9克　柴胡2克　白芍15克　黑芥穗2克　甘草3克

方中白术、山药、人参共为主药，补气健脾，白术兼以燥湿；苍术燥湿，陈皮理气，车前子利水渗湿，共助主药益气健脾燥湿，为辅药；柴胡、白芍疏肝解郁，黑芥穗收湿止带，共为佐药；甘草为使药，和中调药。诸药配伍，共奏补气健脾、化湿止带之功效，主治脾虚肝郁，湿浊下注所致的白带，症见带下色白或淡黄、清稀无臭、面色㿠白、倦怠便溏、舌淡苔白、脉缓或濡弱等。

十七、和解剂

凡是利用具有和解、解郁、舒畅、调和等作用的方剂，用以治疗少阳病或肝脾不和及脾胃不和者，统称“和解剂”。其属于“八法”中的“和法”。

（一）和解少阳剂

187　小柴胡汤（《伤寒论》）

小柴胡汤辅黄芩　参夏姜枣草共饮
少阳百病此为宗　和解表里用不仅

柴胡 12 克　黄芩 9 克　人参 9 克　半夏 9 克　生姜 9 克　大枣 4 枚　甘草（炙）6 克

方中柴胡为主药，清解少阳之邪，疏肝解郁；黄芩为辅药，助主药清解少阳热邪，达到和解清热目的；人参、半夏、生姜、大枣共为佐药，补中扶正、和胃降逆，杜绝邪气全入太阴而成虚寒；炙甘草为使药，补气扶正、调和诸药。诸药配伍，共奏和解少阳之功效，主治：①少阳病，症见口苦、咽干、目眩、往来寒热、胸胁苦满、默默不欲饮食、心烦喜呕、舌苔薄白、脉弦者。②妇人伤寒，热入血室，以及疟疾、黄疸等杂病见少阳症者。故，柯韵伯喻为“少阳机枢之剂，和解表里之总方”。

188　大柴胡汤（《金匮要略》）

大柴胡有泄热功　病在少阳合阳明
柴芩大黄枳实共　芍药半夏枣姜同

柴胡 9 克　黄芩 9 克　大黄 6 克　枳实 9 克　白芍 9 克　半夏 9 克　大枣 4 枚　生姜 12 克

方中用小柴胡汤之柴胡、黄芩为主药，和解少阳；选小承气汤中大黄、枳实为辅药，泻阳明实热，并杜绝热邪全入阳明成腑实证；白芍柔肝缓急止痛，与大黄相配可治腹中实痛，与枳实相伍可以理气和血，以除心下满痛；半夏和胃降浊以治呕逆不止，重用生姜合大枣，助半夏和胃止呕、并能调营卫而和诸药，共为佐使药。诸药配伍，共奏和解少阳、清泻阳明之功效，主治少阳、阳明合病。症见往来寒热、胸胁苦满、呕不止、郁郁微烦、心下痞鞕或心下满痛、大便不解或胁热下利、舌苔黄、脉弦有力等。

189　蒿芩清胆汤（《重订通俗伤寒论》）

蒿芩清胆蒿芩主　陈皮半夏壳竹茹
茯苓碧玉散佐使　清胆和胃痰湿无

青蒿 4.5~6.0 克　黄芩 4.5~9.0 克　陈皮 4.5 克　半夏 4.5 克　枳壳 4.5 克　淡竹茹 9 克　赤茯苓 9 克　碧玉散（滑石、甘草、

青黛）（包）9克

方中青蒿、黄芩为主药，清少阳胆热；竹茹、陈皮、半夏、枳壳共为辅药，清胃降逆化痰；赤茯苓、碧玉散为佐使药，导胆热下行，并利湿和中调药。诸药配伍，共奏清胆和胃、利湿化痰之功效，主治少阳湿热痰浊证，症见寒热如疟、寒轻热重、口苦膈闷、吐酸苦水或呕黄涎而黏、甚则干呕呃逆、胸胁胀痛、舌红苔白腻、脉数而右滑左弦。

（二）调和肝脾剂

190　四逆散（《伤寒论》）

四逆散治热厥证　透解郁热疏肝脾
柴芍共主枳实辅　甘草调和又缓急

柴胡、白芍、枳实（破，水渍，炙干）、炙甘草各等分

水煎服，用量按原方比例酌定。（原方四味，各十分，捣筛，白饮和服方寸匕，日三次。）

方中柴胡、白芍为主药，疏肝解郁清热；枳实为辅药，泻脾气之壅滞，调中焦之运化，加强柴胡疏肝理气之功；炙甘草为佐使药，合白芍缓急止痛，并调和诸药。诸药配伍，共奏透解郁热、疏肝理脾、和中缓急之功效，主治热厥证，症见手足

厥冷，或脘腹疼痛，或泄利下重、脉弦者。

191 逍遥散（《太平惠民和剂局方》）

逍遥散主柴归芍　茯苓白术姜薄草
疏肝健脾又养血　胁不作痛月经调

柴胡 30 克　当归（微炒）30 克　白芍 30 克　茯苓 30 克　白术 30 克　炙甘草 15 克

共为末，每服 6~9 克，生姜、薄荷少许水煎汤冲服，日 3 次。亦可水煎服，用量按原方比例酌减。（原方为粗末，每服二钱，水一大盏，烧生姜一块切破，薄荷少许，同煎至七分，去渣热服，不拘时候。）

本方是四逆散衍化而成。方中柴胡疏肝解郁，当归、白芍养血补肝，三药配合，补肝体而助肝用；茯苓、白术共为辅药，补中理脾；少许生姜、薄荷为佐药，助此方之疏肝条达；炙甘草为使药，补脾并调和诸药。诸药配伍，共奏疏肝解郁、健脾养血之功效，主治肝郁血虚致脾土不和证。症见两胁作痛、头痛目眩、口燥咽干、神疲食少，或见往来寒热，或妇人月经不调、乳房作胀、舌淡红、脉弦而虚者。

192　白术芍药散
（又名痛泻要方）（《景岳全书》引刘草窗方）

痛泻药方白芍术　佐使防陈而无辅
木郁乘土肠鸣泻　疏肝补脾痛泻无

白术（炒）90 克　白芍（炒）60 克　陈皮（炒）45 克　防风 60 克

作散剂或丸剂。亦可水煎服，用量按原方比例酌减。

方中白术健脾燥湿，白芍缓急止痛，共为主药；陈皮芳香理气、和中化湿，防风辛温发散，辛散助疏肝解郁，温散助运脾化湿，尚有止痛作用，共为佐使药。方中无辅药。诸药配伍，补中寓疏，调肝补脾，调和气机，共奏疏肝补脾之功效，主治肝郁脾虚（木郁乘土，或肝脾不和，脾湿不运，形成肠鸣腹痛泄泻之候），症见肠鸣腹痛、大便泄泻、泻必腹痛、舌苔薄白、脉弦而缓等。正如《医方考》所说："泻责之脾，痛责之肝，肝责之实，脾责之虚；脾虚肝实，故令痛泻。"治宜燥湿健脾疏肝为法。

193　柴胡舒肝散（《景岳全书》）

柴胡疏肝散白芍　橘香壳芎炙甘草
行气活血止胁痛　寒热往来服也好

柴胡 6 克、白芍 4.5 克、橘皮 6 克、香附 4.5 克、枳壳 4.5 克、

川芎 4.5 克、炙甘草 1.5 克

此方类似四逆散。方中柴胡、白芍为主药，疏肝解郁、柔肝止痛；橘皮调理气机，香附、枳壳疏肝行气，共为辅药；川芎活血行气，去肝胆郁滞，除往来寒热，为佐药；炙甘草为使药，既合白芍缓急止痛，又调和诸药。诸药配伍，共奏疏肝行气、活血止痛之功效，主治肝气郁结、少阳郁遏，症见胁肋疼痛、寒热往来等。

（三）调和肠胃

194 “五”泻心汤（《伤寒论》）

半夏泻心汤

半夏泻心用干姜　芩连参枣炙草汤
补中扶正调寒热　和胃除痞心下畅

半夏 12 克　干姜 9 克　黄芩 9 克　黄连 3 克　人参 9 克　大枣 4 枚　炙甘草 6 克

方中半夏为主药，入胃，辛开散结、苦降止呕，以除痞满呕逆；干姜温中祛寒，黄芩、黄连苦寒泄热，共为辅药；人参、大枣为佐药，补中益气；炙甘草为使药和中调药。诸药配伍，寒热并用，辛开并进，补泻并施，而成泻心消痞、补中扶正、调和寒热之功，共奏和胃降逆、开结除痞之效。主治小柴胡汤证（邪在少阳，当以和解）误下伤中，少阳之邪内犯肠胃，致寒热互结，阻于心下，遂成心下痞硬之证。症见心下痞满不痛，或干呕，或呕吐、肠鸣下利、舌苔薄黄而腻、脉弦数等。

生姜泻心汤

半夏泻心汤减干姜用量，加生姜而成。主治水热互结之痞。

甘草泻心汤

半夏泻心汤减人参，加重甘草用量而成。主治胃气虚弱，热结心下之痞。

附子泻心汤

由大黄、黄连、黄芩、附子组成，主治阳虚热痞，即心下痞满，兼有恶寒汗出者。

大黄黄连泻心汤

由大黄、黄连组成，主治热痞。

（附）治疟剂

195　截疟七宝饮（原名七宝饮）（《杨氏家藏方》）

截疟七宝饮常山　草果槟榔辟秽煎
厚朴青陈炙甘草　燥湿化痰疟疾安

常山 3 克　草果 1.5 克　槟榔 1.5 克　厚朴 1.5 克　青皮 1.5 克　陈皮 1.5 克　炙甘草 1.5 克

用水酌加酒煎，疟发前 2 小时服。（原方细切，作一服，酒水各半盏，寒多加酒，热多加水煎入，露一宿，空心冷服。）

方中常山为主药，截疟祛痰，其抗疟作用已被临床及实验室试验所证实；草果、槟榔为辅药，辛香辟秽、破痰湿结；痰从湿生，湿从脾生，故以厚朴、陈皮、青皮理气和中、化湿祛痰；炙甘草为使药，益脾调药。诸药配伍，共奏截疟燥湿祛痰之功效，主治疟疾，属湿痰范围。症见疟疾数发不止，体壮痰湿，舌苔白腻，寸口脉弦滑浮大者。

196　达原饮（《温疫论》）

达原厚朴槟草果　芩芍知母生草合
瘟疫邪伏半表里　开达膜原辟秽浊

厚朴 3 克　槟榔 6 克　草果 2 克　黄芩 3 克　白芍 3 克　知母 3 克　生甘草 2 克

方中厚朴芳香化浊、祛湿理气，草果辛香化浊，辟秽止呕，宣透伏邪，槟榔化痰破结，三药气味辛烈，可直达膜原，逐邪外出，共为主药；黄芩、白芍、知母为辅药，泻火解毒，清热滋阴，以解温热疫毒之邪化火伤阴，并防诸辛燥药耗散伤阴；生甘草为使药，既助清热解毒，又可调和诸药。诸药配伍，共奏开达膜原、辟秽化浊之功效，主治瘟疫秽浊毒邪伏于膜原之半表半里证，症见憎寒壮热，或一日三次，或一日一次，发无定时，胸闷呕恶、头痛烦躁、舌边深红、舌苔垢腻、脉弦数等

吴又可："此邪不在经，汗之徒伤表气，热亦不减；又不可下，此邪不在里，下之徒伤胃气，其渴愈甚。"

197　何人饮（《景岳全书》）

何人饮是首乌参　归陈生姜酒水匀
补气养血治虚疟　补而不腻妙可寻

何首乌 15 克　人参 3 克　当归 6 克　陈皮 6 克　生姜 3 片

水煎服，或酒水共煎，疟发前二小时服。

方中以何首乌、人参为主药，养血截疟，正如《本草备要》指出"何首乌乃养血补肝、疟疾要药"。《玉楸药解》认为"养血荣筋……截疟如神"，这就充分说明何首乌、人参二味相助，可达截疟养血补气之功；当归为辅药，助首乌养血；陈皮、生姜为佐使药，理气和中，并使主药补而不腻。诸药配伍，共奏补气血、治虚疟之功效，主治疟疾久发不止、气血两虚，症见面色萎黄、舌淡、脉缓大而虚者。

十八、驱虫剂

凡是运用驱虫药为主组成，用于治疗人体寄生虫病的方剂，统称驱虫剂。

198　乌梅丸（《伤寒论》）

乌梅丸味酸辛苦　细蜀参归姜桂附
连柏为辅又兼佐　蜜使为丸蛔厥处

乌梅 480 克　细辛 180 克　蜀椒 120 克　人参 180 克　当归 120 克　干姜 300 克　桂枝 180 克　附子 180 克　黄连 500 克　黄柏 180 克

乌梅用 50% 醋浸一宿，去核打烂，和余药打匀，烘干或晒干，研成末，加蜜制丸，每服 9 克，日 1~3 次，空腹温开水送下。亦可水煎服，用量按原方比例酌减。（原方上十味，异捣筛，合治之。以苦酒浸乌梅一宿，去核，蒸之五斗米下，饭熟，捣成泥，和药令相得，内臼中，与蜜杵二千下，丸如梧桐子大，先食饮服十丸，日三服，稍加至二十丸。禁生冷、滑物、臭食等。）

方中乌梅为主药，味酸制蛔，安其扰动，使蛔静而痛止；细辛、蜀椒味辛驱蛔、温脏祛寒，桂枝、附子温脏祛寒，人参、当归补气养血，黄连、黄柏味苦下蛔，并清上热，共为辅药；黄连、黄柏又能诸药温热，防伤阴之弊，兼为佐药；蜂蜜为使药，调和诸药。

柯韵伯："蛔得酸则静，得辛则伏，得苦则下"。本方辛酸苦味具备，重在安蛔止痛，使虫静下行，疼痛自止，厥逆可消。诸药配伍，共奏温脏、补虚、安蛔之功效，主治蛔厥证，症见烦闷呕吐、时发时止 、得食即吐、常自吐蛔、手足厥逆、腹痛时作。又因乌梅涩肠止泻，又治寒热错杂之久痢。

199　化虫丸（《太平惠民和剂局方》）

化虫鹤虱楝根皮　槟榔枯矾铅粉聚
成人六克儿四分　肠中诸虫皆杀去

鹤虱 30 克　苦楝根皮 30 克　槟榔 30 克　枯矾 8 克　铅粉（炒）30 克

上药为末，面糊为小丸，每次 6 克，一岁儿服 1.5 克，每日一次，米汤送下。（原方上药为末，以面糊为丸，如麻子大，一岁儿服五丸，温浆水入生麻油一二滴，调匀下之，温米饮下亦得，不拘时候。）

方中鹤虱驱诸虫，苦楝根皮杀蛔、蛲，槟榔杀绦、姜片虫，枯矾、铅粉均杀诸虫。诸药单用即有驱虫之功，合用更有驱虫之效，共奏杀肠中诸虫之功效，主治肠中诸寄生虫，发作时腹中疼痛，痛剧时呕吐清水或吐蛔。

本方杀诸虫，铅粉杀虫力最大，但毒性亦大，宜慎用，且不可久用，驱虫后，当调理脾胃，扶助正气，以资巩固。

200　布袋丸（《补要袖珍小儿方论》）

布袋使君芜夜明　参术苓荟甘草奉
杀虫寓于健脾中　儿疳消却不伤正

使君子 6 克　芜荑 6 克　夜明砂 6 克　人参 15 克　白术 15 克　茯苓 15 克　芦荟 15 克　炙甘草 15 克

为细末，汤浸蒸饼和丸，如桐子大，每服一丸，以生绢袋盛之，须用精猪肉二两，同药一起煮，候肉熟烂，去袋将所煮肉并汁令小儿食之。

方中使君子、芜荑、夜明砂为主药，驱虫消疳；人参、白术、茯苓为辅药，补气健脾；芦荟佐药，驱虫泻下，使虫体从大便排出，炙甘草为使药，补气和中、调和诸药。诸药配伍，驱蛔消疳、补气健脾，即驱虫补虚之功效，使杀虫之功寓于补养脾气之中，则疳消而不伤正。主治小儿虫疳，症见体热面黄、肢细腹大、发焦目暗等症。

方剂索引

一画

二画

三画

四画

五画

六画

七画

八画

九画

十画

十一画

十二画

十三画

十四画

十五画

十六画

十九画